Qualitätsmessung in der Pflege

Martina Hasseler

Qualitätsmessung in der Pflege

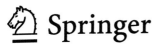
Springer

Martina Hasseler
Medizinische Fakultät Heidelberg
Pflege- und Therapiewissenschaft
Heidelberg, Deutschland

ISBN 978-3-662-58021-9   ISBN 978-3-662-58022-6   (eBook)
https://doi.org/10.1007/978-3-662-58022-6

Die Deutsche Nationalbibliothek verzeichnet diese Publikation in der Deutschen Nationalbibliografie; detaillierte bibliografische Daten sind im Internet über http://dnb.d-nb.de abrufbar.

Fotonachweis Umschlag: © Adobe Stock patpitchaya
Umschlaggestaltung: deblik Berlin

Springer ist ein Imprint der eingetragenen Gesellschaft Springer-Verlag GmbH, DE und ist ein Teil von Springer Nature
Die Anschrift der Gesellschaft ist: Heidelberger Platz 3, 14197 Berlin, Germany

Geleitwort

Qualitätsmanagement, Qualitätssicherung, Qualitätsentwicklung und Qualitätsprüfung sind in der Pflege seit Jahren viel diskutierte und von politischer Seite forcierte Themen. Seit Einführung der Pflegeversicherung sind sie im SGB XI verankert. In der Folge wurden „Maßstäbe und Grundsätze für die Qualität und die Qualitätssicherung..." verhandelt und u. a. verschiedene Verfahren zur Qualitätsmessung entwickelt und eingesetzt. Die inhaltliche Ausrichtung und Konturierung dieser Instrumente und Verfahren sind dabei wesentlich das Ergebnis eines politischen Aushandlungsprozesses zwischen den Partnern der Selbstverwaltung. In diesen Aushandlungsprozess fließen pflegewissenschaftliche und pflegefachliche Überlegungen zwar ein, sind aber nicht immer leitend.

Die Ursachen hierfür sind vielfältig. Neben politisch-strategischen Gründen ist davon auszugehen, dass eine Ursache für die eingeschränkte Bedeutung der pflegewissenschaftlichen und pflegefachlichen Perspektive in der weiterhin mangelhaften theoretischen Fundierung von „Qualität in der Pflege" liegt. Zwar gibt es eine überbordende Anzahl von Publikationen zu dem Themenfeld. Auch liegen verschiedene Definitionen von Qualität in der Pflege vor. Jedoch sind zahlreiche Publikationen eher auf der Umsetzungsebene angesiedelt, wenig spezifisch auf Fragen der Pflege bezogen oder der Diskussion spezifischer Instrumente gewidmet. Fundierte theoretische Auseinandersetzungen mit Qualität in der Pflege finden sich demgegenüber eher selten.

Eine zentrale Frage ist die der Perspektive. Geht es um Pflegequalität, also der spezifischen Qualität, die maßgeblich durch
die berufliche Pflegenden beeinflusst werden kann oder um Qualität in der Pflege, wobei ‚Pflege' in diesem Sinne den Ort und
die Bedingungen der Leistungserbringung mit aufnimmt?

Der International Council of Nurses (ICN) definiert die professionelle Pflege, indem er einerseits zentrale Aufgaben und
andererseits Zielgruppen der Pflege benennt. Ein Qualitätsbegriff, der hier ansetzt, wird die Art und Weise der professionellen Leistungserbringung fokussieren. Spätestens jedoch, wenn
die Frage aufkommt, ob mit der Erbringung der Pflegeleistung
die gewünschten Ziele erreicht worden sind, ist die Frage nach
potenziellen (weiteren) Einflussfaktoren unumgänglich und sehr
schnell wird aus Pflegequalität Qualität in der Pflege. Die großen
Herausforderungen bei dem Versuch, pflegesensitive Indikatoren
zu entwickeln, sind hier einzuordnen.

Auf der Suche nach der Identifikation von Einflussgrößen auf
die Qualität im Gesundheitswesen entwickelte Avedis Donabedian in den 1960er Jahren literaturgestützt ein Qualitätsmodell,
das die Dimensionen Struktur, Prozess und Ergebnis als relevant
identifizierte und in einen linearen Bezug setzte (Donabedian
2005). Dieses Modell prägt bis heute weitgehend das Verständnis von Qualität – auch in der Pflege. Die Tatsache, dass es in der
Zwischenzeit verschiedene Modifikationen erfahren hat, ändert
daran nichts, denn diese sind bisher viel weniger einflussreich
und wirkmächtig, wie das lineare Modell von Donabedian.

Die Modifikationen bilden vielfach eine größere Komplexität und/oder ein stärker systemisches Verständnis von Qualität in
der Pflege ab. Beispielsweise entwickelte Holzemer (1994) für
den Bereich der primären Gesundheitsversorgung ein Modell,
das auf der horizontalen Achse den Kontext, den Prozess und das
Ergebnis verortet und auf der vertikalen Achse den Klienten, den
Anbieter und das Setting. Die Zellen dieser Tabelle verbinden
jeweils die Konzepte der horizontalen und der vertikalen Achsen.
Auf diese Weise bekommt sowohl der Klient als auch das Setting
ein deutlich größeres Gewicht als bei Donabedian.

Ein weiteres Modell (das Quality Health Outcomes Model)
verfolgt konsequent den systemischen Ansatz, indem es die

linearen Bezüge komplett aufhebt und von reziproken Beziehungen zwischen dem System, den Interventionen, dem Klienten und den Ergebnissen ausgeht. Einzig zwischen den Interventionen und dem Ergebnissen gibt es in diesem Modell keine direkte Verbindung, denn dieses Modell bildet die Annahme ab, dass die Interventionen sich immer nur durch das System und den Klienten beeinflusst im Ergebnis niederschlagen können (Mitchell et al. 1998).

Die vorliegende Publikation zur „Entwicklung eines theoretischen Modells für Qualität in der Pflege" entwickelt den System- und Komplexitätsgedanken weiter und kommt zu dem Schluss, dass eine nicht mehr überschaubare Anzahl von Komponenten Qualität in der Pflege ausmachen, die sich zudem vielfach wechselseitig beeinflussen. In diesem Kontext sind Beziehungen zwischen Einzelaspekten nicht mehr singulär identifizierbar und Intransparenz entsteht. Eine solche Ausgangslage muss zu völlig neuen Ansätzen hinsichtlich der Steuerung und der Messung von Qualität in der Pflege führen. Es ist das Verdienst der vorliegenden Publikation, im Management bereits bekannte konstruktivistische Ansätze in die Qualitätsdiskussion eingeführt und damit ein neues Kapitel in der Qualitätsdiskussion aufgeschlagen zu haben.

im Oktober 2018   Renate Stemmer
                                     Katholische Hochschule Mainz
                                                         Mainz

Literatur

Donabedian A (2005) Evaluating the quality of medical care. Milbank Q 83 (4): 691–729

Holzemer W (1994) The impact of nursing care in Latin America and the Caribbean: a focus on outcomes. J Adv Nurs 20: 5–12

Mitchell PH, Ferketich S, & Jennings BM (1998). Quality health outcomes model. American academy of nursing expert panel on quality health care. Image J Nurs Sch 30: 43–46

Vorwort

Das Thema „Qualität in der Pflege" begleitet mich seit einigen Jahren in diversen Projekten. Vielfach waren diese Projekte von Kostenträgerseite oder ministerieller Seite initiiert. Dies bietet Chance und Grenzen zugleich. Die Chance liegt darin, dass Fragen der Qualitätsentwicklung, der Qualitätsindikatoren oder der Berichterstattung erarbeitet werden können, die anderweitig nicht über Drittmittel finanziert werden. Die Begrenzung zeigt sich bspw. darin, dass die zeitlichen Vorgaben bis zur Beendigung des Projektes nicht selten äußert ambitioniert sind und ein wissenschaftlich-freies Erarbeiten nicht immer möglich ist, da Fragen wie Ziele oftmals vorgegeben sind. Ergänzend kommt hinzu, dass die Projekte in einem politisch nicht spannungsfreien Feld realisiert werden. Vor diesem Hintergrund sind die in Deutschland vorhandenen Erkenntnisse zu Qualität in der Pflege eher pragmatischen Vorgehensweisen geschuldet und stehen nicht in einem umfassend wissenschaftlichen Theoriegebäude eingebettet. Sehr selten nehmen Autorinnen und Autoren bzw. Projektnehmer/innen aufeinander Bezug und arbeiten im Sinne der Projektgeber die Aufträge ab. Besonders augenfällig ist, dass bislang noch kein theoretisches Modell bzw. theoretisches Konstrukt zu Qualität in der Pflege vorhanden ist, das Aussagen über mögliche Zusammenhänge und Hintergründe von Qualität in der Pflege oder über die Wirksamkeit oder Wirkung von qualitätsbezogenen Maßnahmen und Interventionen machen kann. Ein theoretisches Modell bzw. ein theoretisches Konstrukt bietet bspw.

das Potenzial, Indikatoren systematisch aus einem begründeten Qualitätsverständnis ableiten zu können.

Im Jahr 2013 wurde unter anderem auch unter meiner Mitwirkung im Rahmen eines Projektes in Ermangelung eines entsprechenden Modells oder Konstrukts ein heuristisches Qualitätsmodell entwickelt. Das Kennzeichen heuristischer Modelle ist, dass sie weiterentwickelt werden können und sollten. Dieses Modell hat verdeutlicht, dass Qualität in der pflegerischen Versorgung systemisch und prozesshaft gedacht werden muss, da die internationale Qualitätsdebatte der linearen Abfolge von Struktur-, Prozess- und Ergebnisqualität nicht mehr folgt. Vielfach wird national und international kritisch reflektiert, dass die Linearität von Qualität wegen der Komplexität pflegerischer Versorgung, aber auch wegen der fehlenden Evidenz des Nachweises über die Zusammenhänge zwischen Struktur- auf Prozess- und Ergebnis- sowie zwischen Prozess- und Ergebnisqualität nicht mehr stimmig sein kann.

Die Potenziale des heuristischen Qualitätsmodells sind vielfältig. Es erfüllt die Anforderungen, die Multidimensionalität und Komplexität pflegerischer Versorgung zu berücksichtigen. Es trägt in Rechnung, dass die Erreichung von Ergebnissen in der pflegerischen Versorgung von unterschiedlichen Faktoren wie personalen, soziokulturellen, professionellen, physischen und sozialen Faktoren sowie Art und Dosis der Interventionen und Art und zeitlichem Eintritt der Ergebnisse sowie von sich gegenseitig beeinflussenden Systemebenen abhängt. Für jede Systemebene werden darüber hinaus das Setting der Pflege sowie die Dimensionen der Qualität in Bezug zueinander gesetzt. Mit diesem konzeptionellen bzw. heuristischen Bezugsrahmen wird verdeutlicht, dass alle Indikatoren systematische Anforderungen erfüllen müssen. Als heuristisches Qualitätsmodell versucht es bereits, die Anforderungen an ein systemisches und dynamisches Qualitätsverständnis zu berücksichtigen.

Dieses Modell dient u. a. als Grundlage für die theoretischen Überlegungen und Ausarbeitungen in der vorliegenden Publikation. Es wird auf der Grundlage von systematischen Recherchen zu Theorien und empirischen Erkenntnissen von Qualität sowie Qualitätserbringung als theoretisches Konstrukt weiterentwickelt.

Die Erkenntnisse sollen als Grundlage für eine systematische Ableitung von Kriterien, Merkmalen und Indikatoren in der Pflege dienen, um auf diese Weise Qualität in der Pflege begründet darstellen und messen zu können. Es wird ermöglicht, systemische Zusammenhänge von Qualität sowie die beeinflussenden Faktoren von Qualität abzubilden.

Meinen Dank möchte ich der Ostfalia Hochschule für angewandte Wissenschaften aussprechen, die mir durch die Gewährung eines Forschungssemesters die Möglichkeit gegeben hat, mich intensiver mit den Fragen und dem Thema auseinanderzusetzen. Die Hochschule setzt sich ihrem Auftrag des niedersächsischen Hochschulgesetzes gemäß intensiv für die Förderung Projekte angewandter Wissenschaften ein, sodass Erkenntnisse dieser Art produziert werden können. Die Rahmenbedingungen für angewandte Forschung sollten an Hochschulen für angewandte Wissenschaften nicht unterschätzt werden. Die große Stärke liegt in der Ermöglichung der Theorie-Praxis-Wissenschaft-Verknüpfung, sodass gesellschaftlich relevante Erkenntnisse produziert werden können.

Heidelberg   Martina Hasseler
im Sommer 2018

Inhaltsverzeichnis

Hintergrund und Ziele der Arbeit

Inhaltsverzeichnis

1.1 Hintergrund der Arbeit

International wie national wird das Thema der Messung von Qualität in der Pflege bzw. in der Langzeitpflege diskutiert. In Deutschland wird dem zweiten Gesetz zur Stärkung der pflegerischen Versorgung und zur Änderung weiterer Vorschriften (Zweites Pflegestärkungsgesetz – PSG II) vom 21. Dezember 2015 durch 113 SGB XI an die Vertragsparteien die Verantwortung übergeben, ein indikatorengestütztes Verfahren zur Messung und Darstellung von Ergebnisqualität in der stationären Langzeitversorgung zu beschreiben. Mit diesen entwickelten Indikatoren soll auch eine Qualitätsberichterstattung ermöglicht werden. Vor diesem Hintergrund erfolgt in Deutschland die Diskussion über Messung und Berichterstattung von Qualität in der Pflege über das Vorhandensein und Anwenden von Indikatoren.

© Springer-Verlag GmbH Deutschland, ein Teil von Springer Nature 2019
M. Hasseler, *Qualitätsmessung in der Pflege*,
https://doi.org/10.1007/978-3-662-58022-6_1

Die derzeit vorhandenen Indikatoren messen jedoch vor allem adverse Ereignisse in der pflegerischen Versorgung (DiGiorgio et al. 2016). Problematisch an dieser Vorgehensweise ist, dass aus den Ergebnissen nicht deutlich wird, warum, aus welchen Gründen und aus welchen dahinterliegenden Prozessen, Einflüssen u. ä. diese Resultate erzielt werden bzw. welche Faktoren die erzielten Ergebnisse verursacht haben könnten.

Der Informationsgehalt hinter diesen Ergebnissen ist minimal. Es finden sich nur rudimentäre Ansatzpunkte für Veränderungen oder Verbesserungen von Leistungen, Management und für professionelle Berufsgruppen.

Die oben angeführte gesetzliche Regelung setzt jedoch voraus, dass Wissen darüber vorliegen sollte, was pflegerische Qualität ist und wie diese durch Indikatoren dargestellt werden kann.

Im Jahre 2011 wurden von Wingenfeld und Engels (2011) Ergebnisindikatoren entwickelt, deren theoretische Grundlage und Begründungszusammenhänge nicht erkennbar sind. Sie wurden zwar in 2017 von Görres et al. evaluiert, gleichwohl fehlen diesen Indikatoren systemische Zusammenhänge über die komplexen Beziehungen der Faktoren, die die Qualität beeinflussen (Hasseler 2015). Mit diesen Indikatoren wird nicht deutlich, welche relevanten Merkmale/Kennzeichen der pflegerischen Versorgung diese im Ergebnis darstellen, aus welchen Gründen sie wichtig sind, von welchen Faktoren und Prozessen sie beeinflusst werden und wie sie vor diesem Hintergrund verbessert werden können.

Es kann jedoch festgehalten werden, dass Qualität in der Pflege abhängig von der Perspektive der Beteiligten begrifflich eingegrenzt wird. Bislang liegt noch kein einheitliches und systematisches sowie theoriebasiertes Verständnis über Qualität in der Pflege vor. Dies führt auch zu der Situation, dass auf Qualitätsprüfungen basierende Qualitätsberichte von den Verbrauchern häufig nicht erstanden werden, da diese nicht wissen, was Qualität in der Pflege im Verständnis der Prüfsysteme ist und wie diese gemessen wird (Findlay 2016). Problematisch kommt hinzu, dass aufgrund gesetzlicher Regelungen auf Bundes- und Landesebene unterschiedliche Verfahren der Qualitätsprüfung und -berichterstattung zur Sicherung und Weiterentwicklung von Qualität in der Langzeitpflege vorgegeben sind (SGB XI, Soziale Pflegeversicherung; auf Landesebene diverse Gesetzgebungen für ehemals genannte Behörde „Heimaufsicht"). Diese diversen unterschiedlichen Zuständigkeiten und Verfahren zur Messung und Veröffentlichung von Qualität in der Langzeitpflege verstärken das uneinheitliche Verständnis von Qualität in der Pflege. Es gibt keine Orientierung darüber, wie zuverlässig und nachvollziehbar Qualität in der Pflege verstanden, dargestellt und in den Ergebnissen präsentiert werden kann. Unabhängig von den Verantwortlichkeiten auf den unterschiedlichen Ebenen bleiben vor diesem Hintergrund übergreifende Herausforderungen und Fragen an systematische entwickelte Qualitätsprüfsysteme, die zuverlässig die Performanz der Einrichtungen abbilden.

> **Übersicht**
> Für eine systematische Prüfung und Berichterstattung von Qualität in der Pflege können vier vor diesem Hintergrund wesentliche Herausforderungen identifiziert werden:
>
> 1. Allgemein akzeptiertes Verständnis über Konzept Qualität in der Pflege
> 2. Fehlen eines theorie- bzw. wissenschaftlich geleiteten Begriffsverständnisses von Qualität in Pflege
> 3. Fehlen eines Verständnisses von Merkmalen/Kennzeichen des Gegenstandes, deren Qualität über Kriterien und
> 4. Systematisch entwickelten Indikatoren dargestellt werden können (Hasseler 2015)

Mit anderen Worten, bisherigen Bemühungen zur Entwicklung von Kennzeichen/Merkmalen, Kriterien und Indikatoren und Instrumenten zur Messung von Qualität in der Pflege fehlt ein wissenschaftlich fundiertes bzw. theoriefundiertes Qualitätsverständnis.

Dieses ist von Bedeutung, um einen Erklärungsrahmen für Zusammenhänge und Hintergründe von Qualität zu liefern und Aussagen über die Wirksamkeit von Maßnahmen und Interventionen machen zu können (Hasseler 2015). Die verfolgte Absicht mit der Entwicklung eines theoretischen Qualitätsmodells ist festzulegen, was, wie, wann, warum eine Maßnahme/Interventionen wirkt, die komplexen Beziehungen zwischen Kontext, Anwendung und Ergebnissen darzustellen und die Bedingungs- und Situationsfaktoren für die Wirksamkeit zu verstehen. Es geht in dieser Arbeit vielmehr um eine Entwicklung einer Theorie bzw. eines theoretischen Modells/ Rahmengerüsts, denn um eine empirische Generalisierbarkeit (Walshe 2007).

Die bisher eher eindimensionale Herleitung und Beurteilung von Qualität (zumeist Struktur-, Prozess- und Ergebnisqualität) vernachlässigt die systemischen Einflüsse auf die Performanz der an der Versorgung beteiligten Berufsgruppen (z. B. die systemischen Einflüsse soziales Umfeld, ökonomische, sozial-rechtliche, pflegefachliche sowie medizinisch-naturwissenschaftliche Faktoren). Mit der Einteilung in Struktur-, Prozess und Ergebnisqualität wird ein noch nicht belegter bzw. noch nicht ausreichend untersuchter Zusammenhang von Strukturfaktoren auf Prozessfaktoren und auf Ergebnisindikatoren angenommen (Wan et al. 2010; Rudert 2016). Wan et al. (2010) betonen neben diesen systemischen Zusammenhängen in der Entwicklung und Erzeugung von Qualität insbesondere die Multidimensionalität von Qualität in der stationären Langzeitpflege und die Abhängigkeit nicht nur von medizinischen und pflegerischen Einflüssen, sondern auch von sozialen und umweltlichen Faktoren, die miteinander interagieren.

Übersicht
Ihre Kritik am linearen Modell formulieren die Autoren wie folgt:

- Struktur-, Modell und Prozessqualität sind nicht ausreichend in einen Zusammenhang gebracht
- Intra-organisationale Faktoren wie bspw. Führungsstile, Verwaltungsprozesse werden nicht angemessen berücksichtigt
- Die kontextualen Faktoren fließen nicht angemessen in das lineare Modell ein (z. B. Einflüsse des Marktes auf die strukturellen Faktoren)
- Infrastrukturelle Faktoren werden nicht berücksichtigt

Rudert (2016) arbeitet als kritisches Element des linearen Qualitätsmodells nach Donabedian heraus, dass es einem technischen Qualitätsverständnis entspricht, jedoch nicht auf personen- und soziale Dienstleistungen bezogene Bereiche zu übertragen werden kann. Es ist nicht in der Lage, die komplexen und responsiven Dimensionen von Dienstleistungen abzubilden. Sie konstatiert:

> Der von Donabedian postulierte multidimensionale Zusammenhang zwischen der Dimension Struktur, Prozess und Ergebnis lässt sich unter den Bedingungen der bundesdeutschen Altenpflege nicht eindeutig beweisen oder widerlegen. Somit fehlt die wissenschaftliche Fundierung für ein wichtiges Kernelement des Struktur-, Prozess- und Ergebnis-Modells (Rudert 2016, S. 157).

Die pflegerische Versorgung wird mit der Einteilung in Struktur-, Prozess- und Ergebnisqualität auf eine Mittel-Zweck-Relation zur Erreichung festgelegter Ziele reduziert, die die weiteren beeinflussenden Faktoren nicht berücksichtigt. Dazu gehört bspw. die Integration von sozialen, psychosozialen Interaktionen, von gesetzlichen und makrostrukturellen Bedingungen, von unterschiedlichen Interessen diverser Stakeholder und weitere Punkte mehr (Rudert 2016). Als weitere Performanz beeinflussende Faktoren sind aus der Literatur u. a. folgende zu entnehmen: Trägerschaft, Patienten-Personalschlüssel, Qualifikation des Personals, Zufriedenheit des Personals, Fluktuation des Personals usw. (Werner et al. 2013; Kap. 3). Einem auf theoretischen und wissenschaftlichen basierenden Erkenntnissen entwickeltes Modell/ Konstrukt von Qualität in der Pflege liegt die Möglichkeit inhärent, diese Erkenntnisse einfließen zu lassen und Qualität eher als systemisches und weniger als lineares Modell zu verstehen.

1.2 Ziele der Arbeit

Ziel dieser Arbeit ist, das von Hasseler et al. (2013, 2016) entwickelte heuristische Qualitätsmodell in der Pflege als theoretisches Modell/Konstrukt weiter zu entwickeln. In diesen Arbeiten

wurde ein heuristisches Qualitätsmodell in der Anerkennung der
Erkenntnis entwickelt, dass Qualitätsentwicklung ein kontinuierlicher dynamischer Prozess ist, der im Laufe der Zeit variiert und
wechselnde Situationen berücksichtigen muss. Mittnacht (2010,
S. 73) sagt dazu:

> Qualitätsentwicklung ... bedeutet demnach nicht die Beibehaltung
> von bestehenden Strukturen, Prozessen und Institutionen, sondern
> eine permanente Auseinandersetzung mit den sich wandelnden
> Lebenssituationen der hilfe- und pflegebedürftigen Menschen und
> die Weiterentwicklung und Anpassung bestehender sozialer, räum-
> licher, gesellschaftlicher, materieller und institutioneller Umwelt-
> bedingungen.

Das Kennzeichen heuristischer Modelle ist, dass sie weiterentwickelt werden können und sollten. Das in 2013/2015
entwickelte heuristische Qualitätsmodell verdeutlicht, dass
Qualität in der pflegerischen Versorgung systemisch und
prozesshaft gedacht werden muss, da die internationale Qualitätsdebatte der linearen Abfolge von Struktur-, Prozess- und
Ergebnisqualität überwiegend nicht mehr folgt. Vielfach wird
national und international kritisch reflektiert, dass die Linearität
von Qualität wegen der Komplexität pflegerischer Versorgung,
aber auch wegen der fehlenden Evidenz des Nachweises über die
Zusammenhänge zwischen Struktur- auf Prozess- und Ergebnis-
sowie zwischen Prozess- und Ergebnisqualität nicht mehr stimmig sein kann (z. B. Wan et al. 2010; Rudert 2016).

Das in dieser Arbeit zu entwickelnde theoretische Qualitätsmodell soll als Grundlage für eine systematische Ableitung von
Kriterien, Merkmalen und Indikatoren in der Pflege dienen, um
auf diese Weise Qualität in der Pflege begründet darstellen und
messen zu können. Mit diesem theoretischen Modell/Konst-
rukt werden systemische Zusammenhänge von Qualität sowie
die beeinflussenden Faktoren von Qualität abgebildet werden
können. Das zu entwickelnde theoretische Modell/Konstrukt
wird Auswirkungen auf die praktische Qualitätsmessung und
-berichterstattung, auf die gewählten Indikatoren zur Messung
von Qualität, sowie Maßnahmen und Interventionen zur Steigerung und Verbesserung von Qualität in der Pflege haben. Mit

diesem Vorhaben ist intendiert, die Lücke basierend auf theoretischen und forschungsbasierten Erkenntnissen zu schließen und Vorarbeiten für weitere Projekte zu leisten.

Als weiteres Ziel des Projektes ist die Überführung der Erkenntnisse in weiterführende Forschungsvorhaben angestrebt, um die auf Literaturbasis erworbenen Erkenntnisse zu überprüfen. Bislang liegen keine Arbeiten vor, die Qualität auf der Grundlage eines theoretischen Modells/Konstruktes untersucht und geprüft haben.

1.3 Aufbau der Arbeit

Diese Arbeit untergliedert sich in 6 Kapitel. In Kap. 1 werden Hintergrund und Ziele der Arbeit beschrieben. Kap. 2 dient dazu, relevante theoretische und empirische Grundlagen relevanter Begriffe und Erkenntnisse zu explizieren. Dabei wird der Begriff „Theorie", so wie der in dieser Arbeit verstanden wird, eingegrenzt. In anschließenden Unterkapiteln werden die Begriffe „Qualität in der Pflege", „Qualitätsindikator", „pflegesensitive Indikatoren, „Qualitätsdimensionen" und „Qualitätsberichterstattung" näher expliziert.

In Kap. 3 werden nationale und internationale empirische Erkenntnisse zu Qualität in der Pflege skizziert, die eine wesentliche Grundlage für die Theorieentwicklung darstellen, die in Kap. 5 vorgenommen wird. Im dazwischenliegenden Kap. 4 werden Vorarbeiten für die Theorieentwicklung erläutert. In diesem Kapitel wird vor allem das heuristische Qualitätsmodell kurz skizziert.

Die methodische Herangehensweise der Theorieentwicklung wird in Kap. 5 dargestellt, die auch die Theorieentwicklung umfasst. Die Arbeit schließt mit einer Zusammenfassung und einem Fazit in Kap. 6 ab.

Literatur

DiGiorgio L et al (2016) Is higher nursing home quality more costly? Eur J Health Econ 17:1011–1026

Findlay SD (2016) Consumers' interest in provider ratings grows, and improved report cards and other steps could accelerate their use. Health Aff 35(4):688–696. https://doi.org/10.1377/hlthaff.2015.1654

Görres S. et al (2017) Modellhafte Pilotierung von Indikatoren in der stationären Pflege (MoPiPP) (SV 15-095). Abschlussbericht zum Forschungsbericht. Bremen. https://www.gkv-spitzenverband.de/media/dokumente/pflegeversicherung/qualitaet_in_der_pflege/indikatoren/20170320_Erganzt_Abschlussbericht_MoPIP_Universitat_Bremen.pdf

Hasseler M (2015) Herausforderungen und Anforderungen an eine systematische Qualitätsmessung und Qualitätsberichterstattung in der Langzeitpflege. Vierteljahresh zur Wirtschaftsforsch 83(4):67–85

Hasseler M, Görres S, Fünfstück M (2013) Indikatoren zur Messung von Struktur-, Prozess- und Ergebnisqualität sowie Lebensqualität in der pflegerischen Versorgung. Expertise im Auftrag des GKV-SV (unveröffentlicher Bericht)

Hasseler M, Stemmer R, Weidekamp-Maicher M (2016) Entwicklung eines wissenschaftlich basierten Qualitätsverständnisses für die Pflege- und Lebensqualität. https://www.gkv-spitzenverband.de/media/dokumente/pflegeversicherung/qualitaet_in_der_pflege/wiss_qualitaetsverstaendnis/2016-08-25_Abschlussbericht_wiss_Qualitaetsverstaendnis.pdf

Mittnacht B (2010) Qualitätsentwicklung und Nachhaltigkeit im Kontext häuslicher Pflegearrangements. Entwicklungstrends und Perspektiven. Jacobs Verlag, Lage

Rudert B (2016) Das Dilemma von Struktur-, Prozess- und Ergebnisqualität. Ansätze für ein erneuertes Qualitätsmodell in der stationären Altenpflege. Kovač, Hamburg

Walshe K (2007) Understanding what works – and why – in quality improvement: the need for theory-driven evaluation. Int J Qual Health Care 19(2):57–59

Wan TTH et al (2010) Improving the quality of care in nursing homes. An evidence-based approach. The John Hopkins University Press, Baltimore

Werner RM et al (2013) Do consumers respond to publicly reported quality information? Evidence from nursing homes. J Health Econ 31:50–61

Wingenfeld K, Engels D (2011) Entwicklung und Erprobung von Instrumenten zur Beurteilung der Ergebnisqualität in der stationären Altenhilfe. Abschlussbericht. Im Auftrag des Bundesministeriums für Gesundheit und des Bundesministeriums für Familie, Senioren, Frauen und Jugend. Berlin

Theoretische und empirische Grundlagen relevanter Begriffe und Erkenntnisse

2

Inhaltsverzeichnis

Als Ziel dieser Arbeit wird die Entwicklung einer Theorie/eines theoretischen Konstruktes zur Thematik Qualität in der Pflege formuliert. Dieses setzt voraus, dass sowohl der Begriff Theorie als auch der Qualität, so wie sie in der vorliegenden Arbeit verstanden werden sollen, eingegrenzt wird. Die Ausführungen dieses Kapitels stellen eine relevante Grundlage für die anschließenden Kapitel dieser Arbeit dar.

2.1 Der Begriff „Theorie"

Das Ziel dieser Arbeit ist es, eine Theorie oder ein theoretisches Modell zur Thematik „Qualität in der Pflege" zu entwickeln. Dies setzt voraus, das Verständnis dieser Arbeit von Theorie zu explizieren.

© Springer-Verlag GmbH Deutschland, ein Teil von Springer Nature 2019
M. Hasseler, *Qualitätsmessung in der Pflege,*
https://doi.org/10.1007/978-3-662-58022-6_2

Es ist nicht Absicht dieses Beitrages, eine Theorie im natur-
wissenschaftlichen Sinne zu entwickeln, sondern vielmehr im
Verständnis eines soziologischen Theoriebegriffes bzw. eines
konzeptionellen Rahmenwerkes. Jabareen (2009) erläutert zum
Verständnis von konzeptionellen Rahmenwerken, dass diese
Konzepte miteinander verbinden, um ein Phänomen zu erklären.
Es ist nicht kausal erklärend, sondern interpretativ hinsichtlich
sozialer Realität und intendiert vor diesem Hintergrund zum Verstehen beitragen zu wollen. Sie sind aus diesem Grunde nicht
kausal-deterministisch. Sie haben das Potenzial, in einem kons-
truktiven Prozess durch qualitative Analysen entwickelt zu werden. In diesem Prozess werden in aller Regel diverse Theorien
und Erkenntnisse aus unterschiedlichen Theorien eingebunden,
die in einem systematischen Prozess analysiert und zueinander
gebracht werden (Jabareen 2009). Folgende Schritte liegen dieser Entwicklung und Analyse zugrunde.

1. Das Spektrum der möglichen Disziplinen und Literatur, die
   für das zu definierende Phänomen interessant sind, auskund-
   schaften, es sollten viele variierende Quellen sein
2. Umfassendes Lesen und Kategorisieren der Daten
3. Konzepte definieren und benennen
4. Konzepte begrifflich eingrenzen, definieren, beschreiben
5. Konzepte integrieren, zusammenführen
6. Konzepte synthetisieren, resynthetisieren
7. Konzeptuelles Framework validieren (Jabareen 2009)

Es geht also überwiegend darum, eine abstrakte begriffliche
Ordnung zu entwickeln, um darauf aufbauend ein Rahmenwerk
bzw. eine Rahmenordnung darzustellen. Theorien, die diesem
Verständnis folgen, intendieren als „allgemeine Orientierung für
die Auswahl von Daten, Variablen und Fragestellungen" zu dienen „und keinesfalls den Status klar formulierter, verifizierbarer
Mengen von Wenn-Dann-Hypothesen" aufzuweisen (Schmid
2010, S. 385). Es soll hier um eine kohärente Beschreibung,
Erklärung und Repräsentation von beobachteten oder erfahrenen
Phänomenen gehen. In diesem Sinne kann Theorieentwicklung
als ein absichtsvoller oder sich selbst wiederholender Prozess

dargestellt werden, in dem Beschreibungen, Erklärungen und Repräsentationen von beobachteten oder erfahrenen Phänomenen generiert, verifiziert und präzisiert werden. Im Vordergrund dieser Arbeit steht weniger das Produzieren von Outcome-Wissen, sondern vielmehr die Entwicklung und Integration von Prozess-Wissen, um zu explizieren, wie Qualität in der pflegerischen Versorgung verstanden werden kann und mögliche Zusammenhänge herzustellen, wie es ggf. entsteht bzw. mit welchen Faktoren Qualität in der pflegerischen Versorgung in einem Zusammenhang steht (Swanson und Chermack 2013).

Diese Theorieentwicklung folgt den Prozessen wie von Astleitner (2011, S. 106 ff.) dargestellt:

- Es werden erste Annahmen und Vermutungen zum Phänomen dargestellt. Diese wurden bereits in vorherigen Arbeiten expliziert (Hasseler et al. 2013, 2016) und in Folge der vorliegenden Arbeit weiterentwickelt.
- Die Annahmen werden mithilfe von theoretischen und empirischen Erkenntnissen angereichert (Literaturrecherche und -auswertung)
- Eine erste Theorie bzw. ein erstes Rahmenwerk (im Sinne einer Theorie mittlerer Reichweite bzw. einer angewandten Theorie) wird formuliert.

Das Thema und die Zielstellung dieser Arbeit geben vor, dass eine Theorie „mittlerer Reichweite" entwickelt werden kann. Das Ziel ist, eine Theorie oder ein theoretisches Modell zu explorieren, die oder das empirische Forschung leiten kann und einen definierten Aspekt der Gesellschaft zum Gegenstand hat (Zima 2004). Theorien mittlerer Reichweite sind spezifischer als Theorien großer Reichweite, umfassen eher Kategorien bzw. die Entwicklung von Kategorien. Sie entwickeln und erklären Beziehungen zwischen den Elementen und ggf. die vorausgesagten Ergebnisse zu einem bestimmten Phänomen und sind weniger abstrakt als Theorien großer Reichweite (Swanson und Chermack 2013; Peterson und Bredow 2017). Swanson und Chermack (2013) entwickeln einen Rahmen, der die Entwicklung einer Theorie mittlerer Reichweite systematisch darstellen soll. Demnach werden sechs spezifische Komponenten unterschieden, die die Umgrenzungen der Theorie ermöglichen sollen:

1. **Umgrenzungen/Eingrenzungen** der Theorie wird in einer angewandten Wissenschaft durch die Spezifizierung eines Namens, Definition von Begriffen, Formulierung von Annahmen, welche Konzepte und Elemente die Theorie bilden, gegeben
2. **Beitragende Theorien und Erkenntnisse:** ausgewählte Theorien und Erkenntnisse die fundamental die Definitionen, Absichten und Annahmen adressieren
3. **Kerntheorie:** Schnittstellen und Integration der beitragenden Theorien, Konzepte, Annahmen und Absichten, die die Definitionen, Absichten und Annahmen darstellen
4. **Nützliche Theorie:** diese befindet sich außerhalb der Kerntheorie einer angewandten Wissenschaft aber innerhalb der Schnittstelle von zwei beitragenden Theorien, die eine hohe Nützlichkeit haben, um einen wichtigen Bereich der Praxis der angewandten Disziplin zu erklären
5. **Neue Theorie:** Darunter wird eine Theorie von einem eng gefassten Phänomen verstanden, das zu einem Aspekt der angewandten Wissenschaft sich in einer Beziehung befindet und eine logische Erklärung dazu liefern könnte, wie das Phänomen arbeitet
6. **Irrelevante Theorie:** jede Theorie oder theoretische Erkenntnis, die sich außerhalb der Umgrenzungen/Eingrenzungen der Theorie befinden. Es gibt keinen Nachweis darüber, dass sie nützlich sind, um die zu entwickelnde Theorie mittlerer Reichweite zu erklären.

Diese Komponenten einer Theorie mittlerer Reichweite sind insofern für diese Theorienentwicklung leitend, als dass sie die Struktur bzw. den schritthaften Aufbau, die mögliche Integration theoretischer und empirischer Erkenntnisse begründen und weiteres mehr. Die Definition von Begriffen sowie Formulierung von Annahmen und Beschreibungen von Konzepten der Theorie werden in Kap. 2, Kap. 3, Kap. 4 und Kap. 5 vorgenommen.

Die beitragenden theoretischen sowie empirischen Erkenntnisse etc. werden zunächst in Kap. 3 (Diskussion Qualität in der

Langzeitpflege) dargestellt und in Kap. 4 (Methodische Herangehensweise) expliziert. Die Kerntheorie wird abschließend
in Kap. 5 entfaltet. Nützliche und neue Theorien fließen in die
Kerntheorieentwicklung ein. Irrelevante Theorien bzw. theoretische Erkenntnisse werden von vornherein ausgeschlossen (z. B.
zu Themen Qualität im produzierenden Gewerbe).
Als Kriterien für die Beurteilung einer Theorie mittlerer
Reichweite führen Swanson und Chermack (2013) auf:

- **Genauigkeit und Klarheit:** Eine Theorie sollte verständlich
  und inhaltlich konsistent sowie frei von Ambiguitäten sein.
- **Übersichtlichkeit und Einfachheit:** Eine Theorie sollte so
  wenig komplex wie möglich sein und nur wenige Annahmen
  enthalten. Gleichwohl sollte vermieden werden, dass Theorien,
  um diesem Kriterium zu entsprechend, zu einfach gestaltet
  sind. Übersichtlichkeit und Einfachheit wird erst nach den Kriterien „Ausführlichkeit und Reichhaltigkeit" und „Empirische
  Validität und Verifizierbarkeit" als relevant betrachtet.
- **Ausführlichkeit und Reichhaltigkeit:** Eine Theorie sollte
  vollständig sein, das interessierende Gebiet vollständig
  umfassen und alle bekannten Daten und Quellen zum Thema
  umfassen.
- **Operationalisierbarkeit:** Eine Theorie sollte Operationalisie-
  rungen ermöglichen. Dafür sollten zuerst Konzepte identifiziert,
  beschrieben und definier sein, um darauf aufbauend Messinstrumente bzw. -methoden zu wählen oder zu entwickeln.
- **Empirische Validität und Verifizierbarkeit:** Eine Theorie sollte schließlich durch Erfahrungen oder empirische
  Erkenntnisse gestützt werden.
- **Ergiebigkeit:** Die Leistung einer Theorie kann darin liegen,
  dass sie Vorhersagen treffen kann, zu neuem Wissen führt
  oder kritisches Denken über das Themengebiet, neue Ideen
  oder neue Theorien anregt.
- **Praktikabilität:** Eine Theorie sollte für die relevante Praxis
  angemessen sein. Eine angewandte Theorie ermöglicht die
  Praktiker, über die Versuch- und Irrtum Anwendung hinweg-
  zukommen und die Erkenntnisse für das tägliche Handeln
  anzuwenden.

Für die Entwicklung dieser Theorie werden diese Kriterien
zugrunde gelegt und dienen der Reflexion im Prozess der Theorieentwicklung. Die Kriterien „Operationalisierung" bzw. „Empirische Validität und Verifizierbarkeit" werden nicht Gegenstand
dieser Arbeit sein, sondern werden in zukünftigen Projekten untersucht werden müssen. Auch muss sich die Frage der Praktikabilität zu späteren Zeitpunkten in der Übertragung der Theorie auf
das Praxisgebiet zeigen.

2.2   Der Begriff „Qualität in der Pflege"

Die Herausforderungen des Begriffes „Qualität in der Pflege"
liegen v. a. darin, dass er bislang nicht angemessen und so
umfassend definiert ist, dass sich daraus unstrittige Indikatoren
zur Messung der Qualität ableiten lassen. Spilsbury (2011,
S. 733) formuliert diese Situation wie folgt:

> Quality is an elusive and dynamic concept. Questions about quality
> are essentially questions about values: difficulties aries in quality
> measurement because of the diverse range of views, values, expec-
> tations and preferences held by different stakeholders…In nursing
> homes, understanding quality is even more complex because of its
> confounded regulations, debates about what would be measured to
> assess quality, case mix, facility characteristics and method of mea-
> surement.[1]

Ähnlich kritisieren auch DiGiorgio et al. (2016) und auch
Blumenstock (2011), dass keine universelle Definition von
Qualität in der Pflege vorliegt. Kajonuius und Kazemi (2016)
betrachten den Begriff Qualität in Gesundheit und Pflege als
schwer definierbar und führen dies zum Teil auf die Kontext-
abhängigkeit und Multidimensionalität zurück.

---

[1]Dieses Zitat formuliert sehr fokussiert die weitere Notwendigkeit, dass es
für die Messung und Überprüfung von Qualität in der Pflege eines theoretischen Modells bzw. eines Rahmenwerkes.

Eine konkrete Begriffseingrenzung ist jedoch für eine angemessene Messung, Prüfung und Berichterstattung von elementarer Bedeutung. Erst ein theoretisch ausdifferenziertes Modell erlaubt die Herstellung der Einflüsse und Zusammenhänge, die Qualität und die Qualitätserbringung beeinflussen als auch die systematische Ableitung von Kennzeichen/Merkmalen, Kriterien und Indikatoren des zu untersuchenden Phänomens. Eine Messung und Untersuchung von Qualität mithilfe von Indikatoren, die nicht auf der Grundlage eines Modells hergeleitet und erklärt werden können, birgt das Problem, dass ggf. nur Ausschnitte von Qualität oder nicht relevante Bereiche von Qualität untersucht werden können. Des Weiteren ermöglichen diese Ergebnisse dann nicht, die Einflussfaktoren und Prozesse so zu beeinflussen, dass Qualität sinnvoll verbessert werden kann.

Die Gründe für eine fehlende Definition sind vielfältig. Einer könnte darin liegen, dass nicht geklärt ist, was Pflege bzw. pflegerische Versorgung ist und was unter pflegerische Versorgung verstanden wird. Es wird relativ schwierig sein, die Qualität von etwas zu bestimmen, wenn dieser Gegenstand nicht abschließend definiert und eingegrenzt ist. Ähnlich argumentieren auch Savitz et al. (2005) diese Problematik. Es bleibt unklar, wie Qualität definiert und über Indikatoren angemessen untersucht wird, auch innerhalb der Gesundheits- und Pflegeprofessionen wie auch bei den Anbietern. Als weiterer Grund kann die Problematik angeführt werden, dass Qualität in der pflegerischen Versorgung nicht direkt beobachtet werden kann. Sie ist als theoretisches Konstrukt zu betrachten, das „durch geeignete Indikatoren als messbare Größe weiter operationalisiert werden muss." (Blumenstock 2011, S. 148).

Trotz dieser skizzierten Problematik versuchen diverse Institutionen und Autoren Qualität begrifflich einzugrenzen.

Das Institute of Medicine definiert Qualität der Versorgung als „the degree to which health services for individuals and populations increase the likelihood of desired health outcomes and are consistent with current professional knowledge:" (IOM 1990). An dieser Definition sind zwei Aspekte bedeutsam: zum einen wird die Wahrscheinlichkeit des Erreichens bestimmter wünschenswerter Outcomes definiert. Es wird demnach in

Rechnung gestellt, dass die Institutionen und Einrichtungen des Gesundheitswesens diese Outcomes aufgrund diverser Umstände nicht zu 100 % erreichen können. Zum anderen werden die wissenschaftlichen Kenntnisse der an der Versorgung beteiligten Berufsgruppen zugrunde gelegt. Diese werden als eine Voraussetzung für eine qualitativ hochwertige Gesundheitsversorgung als natürlich gegeben vorausgesetzt. Damit ist dieser Definition die Vorstellung inhärent, dass sich die Qualitätserbringung, aber auch die wünschenswerten Ergebnisse der Gesundheitsversorgung, abhängig von den wissenschaftlichen Kenntnissen verändern können. Mitchell (2008) kritisiert am Verständnis des IOM von Qualität in der Gesundheitsversorgung, dass dieses den Eindruck erweckt, dass Qualität durch eine Auflistung von Indikatoren entwickelt werden kann, ohne einen Bezug zu einem Rahmen oder zu einem Verständnis vorzuweisen. Aus ihrer Perspektive könnte mit diesem Verständnis angenommen werden, dass diese aufgelisteten Faktoren dann den Standard darstellen, der Qualität in der Versorgung angemessen umfasst. Darüber hinaus führt sie kritisch an, dass die meisten Indikatoren mit negativen Outcomes und unerwünschten Reaktionen behaftet seien, wie eben Vermeidung von Tod, Erkrankung, Behinderung und weiteres mehr. Es sei jedoch von Bedeutung, positive pflegesensitive Indikatoren zu verwenden, wie bspw. Erreichen einer angemessenen Selbstpflege, Wahrnehmung des Wohlbefindens, Symptommanagement. Eine qualitativ hochwertige Gesundheitsversorgung ist sicher, effektiv, patientenzentriert, rechtzeitig, effizient und gerecht.

In der DIN ISO 900/8401 wird Qualität folgendermaßen eingegrenzt:

> Qualität ist die Gesamtheit von Eigenschaften und Merkmalen eines Produktes oder einer Dienstleistung, die sich auf deren Eignung zur Erfüllung festgelegter Zeile oder vorgegebener Erfordernisse bezieht (DIN ISO 9004/8402).

Benes und Groh (2011) beschreiben Qualität als eine nichtphysikalische Größe, deren Werte messbar sind, da es sich bei diesem Begriff um eine Vielzahl von Merkmalen und Eigenschaften handelt. Qualität wird demzufolge als eine Ansammlung von Merkmalen beschrieben, mit deren Hilfe sie beschrieben und definiert werden können. Qualität sei demnach nicht absolut und beziehe sich auf Erfordernisse und/oder auf vorgegebene Forderungen. Die Summe einzelner Forderungen ergeben Qualität. Übertragen auf die Pflege wird Qualität (Pflegequalität) als „Grad der Übereinstimmung zwischen Ergebnis und zuvor formuliertem Pflegeziel" (Donabedian 1966) dargestellt. Die Joint Commission definiert in ähnlicher Form Pflegequalität als „Grad, zu dem die Pflege die gewünschten Ziele erreicht und die unerwünschten Resultate unter Berücksichtigung des aktuellen Kenntnisstandes reduziert". Kämmer (1998) fasst darüber hinaus verschiedene Definitionen zusammen, wonach Qualität der Grad der Übereinstimmung von Kundenerwartungen und der geleisteten Pflege unter Berücksichtigung des anerkannten, fachlichen Standards der Pflege sei. Nach Brandenburg (1998) ist Pflegequalität zu verstehen als ein Ergebnis eines interprofessionellen Aushandlungsprozesses zwischen Patienten, Pflegenden, Ärzten und anderen therapeutischen Gruppen hinsichtlich der objektiven und subjektiven Kriterien der Förderung und Aufrechterhaltung der Selbstständigkeit und Gesundheit des Patienten. Dabei werden handwerklich-technische, kommunikative, organisatorische, kontextuelle und institutionelle Aspekte der Pflege als konstitutiv für den Qualitätsbegriff angesehen.

Neben produktbezogenen Qualitätsdefinitionen liegen auch kundenbezogene vor. So formulieren Seghezzi et al. (2007, S. 34), dass Qualität „die Einheit einer Beschaffenheit sei, gemessen an den Bedürfnissen der relevanten Kundengruppen." Campbell et al. (2000) verstehen in diesem Sinne darunter, dass Qualität davon abhängig ist, ob Individuen die Gesundheitsstrukturen und Prozesse der Versorgung in Anspruch nehmen können, die sie benötigen und ob diese Gesundheitsversorgung effektiv ist. Ein kunden- oder individuenorientierter Qualitätsbegriff liegt vor, wenn bei der Qualität von Produkten oder Dienstleistungen von Unternehmen oder Organisationen die Kundenwünsche (Bedürfnisse und Erwartungen) bzw. der Grad der Erfüllung der Kundenwünsche in den Mittelpunkt der Betrachtungen gestellt wird. Ein kundenbezogener

Qualitätsbegriff betrachtet überwiegend die Merkmale des Produktes, die subjektiv von der Zielgruppe „Kunde"[2] wahrgenommen werden (Henkel 2008). Geraedts et al. (2011) fordern, dass bei der Definition der Anforderungen an die Qualität es darauf ankomme, die Anforderungen der verschiedenen Kundengruppen gleichberechtigt zu integrieren. Qualität ist demnach kein absoluter Wert, sondern vielfach in Beziehung zu Erwartungen und Wünschen zu verstehen (Stolle 2012).

▶   Es ist erkennbar, dass in den pflegebezogenen Definitionen von Qualität ein produkt- sowie subjektbezogenes Verständnis offenbar wird, der inhaltlich angemessen gefüllt werden muss. Darüber hinaus lässt sich aus den pflegebezogenen Definitionen ebenso ein Zusammenhang von Kennzeichen, Kriterien und Indikatoren über die Zuordnung der verwendeten Begriffflichkeiten ableiten.

Bislang ist die lineare Einteilung in Struktur-, Prozess- und Ergebnisqualität trotz vorhandener Kritik dominierend. So wird in § § 113 SGB XI Maßstäbe und Grundsätze zur Sicherung und Weiterentwicklung der Pflegequalität Abs. 1 a, ein indikatorengestütztes Verfahren zur Messung und Darstellung von Ergebnisqualität in der Pflege erwartet, das ein internes Qualitätsmanagement, eine Qualitätsberichterstattung und eine externe Qualitätsprüfung ermöglicht. Diese gesetzliche Formulierung lässt erahnen, dass der Gesetzgeber die Linearität von Struktur-, Prozess- und Ergebnisqualität vor Augen hat.

Jedoch ist an dieser Linearität mehrfach in der Literatur Kritik geäußert worden (Hasseler 2014). Donabedian (2005) weist kritisch daraufhin, dass eine reine Fokussierung auf Ergebnisqualität zahlreichen Limitationen unterliegt, da bspw. die Ergebnisse nicht

---

[2]Aus Gründen der besseren Lesbarkeit wird auf die gleichzeitige Verwendung männlicher und weiblicher Sprachformen im vorliegenden Bericht verzichtet. Sämtliche Personenbezeichnungen gelten gleichermaßen für beide Geschlechter.

zwingend die Stärken und Schwächen der Prozesse darstellen. Des Weiteren ist noch nicht geklärt, welche Ergebnisindikatoren zur Darstellung einer Ergebnisqualität relevant sind bzw. in welchen Kontexten diese einen Erkenntnisgewinn darstellen. So liegt bspw. keine Evidenz darüber vor, dass eindeutige Zusammenhänge zwischen Personalzusammensetzung und Qualität der Pflege in den Langzeitpflegeeinrichtungen vorliegen (Spilsbury 2011). Ähnlich formuliert Eberlein-Gonska (2011) ihre Kritik am traditionellen Verständnis von Struktur-, Prozess- und Ergebnisqualität, da damit die handelnden Personen und ihre Absichten nicht berücksichtigt werden. An der Gesundheits- und Pflegeversorgung beteiligte Personen können aufgrund bestimmter Intentionen eine Maßnahme durchführen oder sie unterlassen. Diese spielen für die Intervention und das entstehende Ergebnis eine erhebliche Rolle. Sie beeinflussen die Qualität der Versorgung. Als weiteren kritischen Aspekt führt sie die fehlenden interaktiven und gesellschaftlichen Dimensionen auf, die im linearen Qualitätsverständnis fehlen. Sie konstatiert, dass das Menschenbild, Vorstellungen über Menschenwürde oder Gerechtigkeit den Qualitätsbegriff im Gesundheitswesen influenzieren (Eberlein-Gonska 2011). DiGiorgio et al. (2016) reflektieren, dass zu diesen drei Ebenen nicht belegt ist, welche Informationen zu inkludieren wären, um diese angemessen darzustellen. Rudert (2016) konstatiert in ihrer kritischen Reflexion zum linearen Qualitätsmodell, dass es nicht bereichsspezifisch auf die Altenpflege adaptiert wurde und aus diesem Grunde für die stationäre Langzeitpflege nicht geeignet ist. Qualität in der Pflege wird von sich gegenseitig interagierenden Faktoren aus interschiedlichen Ebenen hergestellt. Es sei vielmehr ein dynamischer und systemischer Ansatz erforderlich, der die einzelnen Ebenen in Beziehung zueinander setzt. In Deutschland haben jedoch gesetzliche Grundlagen und auch die Prüfinstitutionen noch nicht die wissenschaftliche Diskussion aufgenommen. Sie fokussieren immer noch auf die Ergebnisqualität und damit auf einer noch nicht wissenschaftlich fundierten und belegbaren Annahme, da sie offensichtlich immer noch davon ausgehen, dass Strukturen und Prozesse die Ergebnisse linear beeinflussen (Rudert 2016).

Heslop und Lu (2014) analysieren in ihrer Konzeptanalyse, dass nur wenig Evidenz über den Zusammenhang zwischen

Prozessindikatoren und Ergebnisindikatoren vorliegt. Auch liegen nur wenige Erkenntnisse über einen Zusammenhang zwischen Strukturindikatoren und Ergebnisindikatoren vor (Heslop und Lu 2014). Aus dieser Kritik ist zusammenfassend zu formulieren, dass zunächst systematisch geklärt werden muss, welche Strukturindikatoren die Prozesse und welche Prozessindikatoren die Ergebnisse beeinflussen. Gleichwohl liegen nur wenige empirische Forschungserkenntnisse darüber vor, die den Einfluss von Prozessindikatoren auf Ergebnisindikatoren belegen. Die Entwicklung von Prozessindikatoren wird als äußert schwierig betrachtet. Als ein erschwerender Faktor kann betrachtet werden, dass Indikatoren der Prozessqualität für standardisierte Messungen häufig nicht gut konzeptionalisiert sind (Heslop und Lu 2014). Allerdings zeigt die Literaturlage, dass Indikatoren der Strukturqualität recht häufig zu finden sind. Ein möglicher Erklärungsansatz ist, dass diese einfach entwickelt und gemessen werden können. Eine andere Erklärung könnte sein, dass die meisten Indikatoren nicht auf der Grundlage systematischen Qualitätsverständnisses entwickelt werden, sondern der geringe Aufwand in der Entwicklung und die Möglichkeit, schnelle Ergebnisse zu produzieren, über Entwicklung und Auswahl der Indikatoren bestimmen. Es ist einschränkend anzuführen, dass ein linearer Zusammenhang von Strukturindikatoren auf Ergebnisqualität in der gesundheitlichen und pflegerischen Versorgung sich nicht belegen lässt (Heslop und Lu 2014). Prozessindikatoren haben jedoch den Vorteil, dass sie den Leistungserbringern aufzeigen können, wie sie die Outcomes verbessern können (Rubin et al. 2001), vorausgesetzt, der Zusammenhang mit den Outcomes ist hergestellt und belegt. Prozessindikatoren, die in die routinemäßige Datenerhebung einbezogen sind, haben das Potenzial, die Praktiker an die korrekten Prozesse zu erinnern (Rubin et al. 2001). Allerdings führen auch Rubin et al. (2001) kritisch an, dass Prozessindikatoren nicht einfach zu entwickeln sind, da ein gutes Verständnis der Prozesse in der Gesundheitsversorgung benötigt wird und sich der Stand des Wissens in Medizin und Pflege ständig verändert. An sinnvollen Prozessindikatoren ist die Anforderung verknüpft, dass diese mit Outcomes verknüpft sein sollten oder mindestens durch Expertenpanels als relevant für die Outcomes definiert sein. Heslop und

Lus (2014) fordern vor diesem Hintergrund, größere und übergreifende Studien auf der Grundlage von Rahmengerüsten bzw. theoretischen Rahmenwerken durchzuführen.

An den bislang vorliegenden Indikatoren zur Messung von Struktur-, Prozess- und Ergebnisqualität ist demzufolge zu kritisieren, dass sie nicht den gesamten Prozess der Versorgung und Betreuung umfassen, überwiegend einem pflegefachlichen, medizinisch-naturwissenschaftlichen Verständnis entspringen und häufig nicht auf evidenzbasierter Basis entwickelt worden sind.

Spilsbury et al. (2011, S. 747) führen diesbezüglich kritisch aus:

> To date, measurement of quality has predominantly focused on clinical outcomes; the review reveals that 42 indicators of quality have been used, the majority of these approaches do not capture quality as defined by residents and their families, or those providing care. There is a danger that research in this area has reduced quality of what is important to different stakeholders. There is an absence of quality of life that are of most importance for patients and residents. There is an absence of life measures and social care indicators being considered in studies; these indicators may in fact be more sensitive to variations in nurse staffing.

Der Fokus auf überwiegend klinische Indikatoren birgt also die Gefahr, dass nicht die gesamte Bandbreite pflegerischer Versorgung abgebildet und der wichtige Bereich der Lebensqualität vernachlässigt wird. Spilsbury et al. (2011) arbeiten kritisch heraus, dass möglicherweise nur Indikatoren entwickelt und veröffentlicht werden, die für die relevanten Stakeholder ohne Bezug zu den Bedarfen und Bedürfnissen der Bewohner und der Familien und weiterer Interessengruppen von Bedeutung sind.

▶   Aus dieser kurz skizzierten Debatte kann die Schlussfolgerung gezogen werden, dass für die Messung und Beurteilung von Qualität in der pflegerischen Versorgung ein systematisches Verständnis von Qualität erforderlich ist, das die soziale, räumliche, materielle, gesellschaftliche und institutionelle Umwelt einbezieht.

Ein systematisches bzw. theoretisches Qualitätsverständnis hat das Potenzial, die Mehrdimensionalität pflegerischer Prozesse und daraus resultierender Performanz der pflegerischen Versorgung zu verdeutlichen.

Das Verständnis von Qualität in der gesundheitlichen und pflegerischen Versorgung kann aus dem Grunde nicht starr und linear sein, da diverse Komponenten die Erzeugung von Qualität erzeugen. Qualitätsentwicklung muss als dynamischer Prozess verstanden werden, der im Laufe der Zeit variiert und wechselnde Ereignisse und Situationen berücksichtigt. Qualitätsentwicklung bedeutet.

> … eine permanente Auseinandersetzung mit den sich wandelnden Lebenssituationen der hilfe- und pflegebedürftigen Menschen und die Weiterentwicklung und Anpassung bestehender sozialer, räumlicher, gesellschaftlicher, materieller und institutioneller Umweltbedingungen (Mittnacht 2010, S. 73).

Barba et al. (2011) fassen zusammen, dass eine qualitativ hochwertige Versorgung älterer Menschen sich an folgenden Merkmalen zeigt:

- Aging-sensitive
- Evidenzbasiert
- Fördert informierte Entscheidungsfindung
- Kontinuierlich über die Sektoren hinweg
- Fördert Unabhängigkeit und Autonomie
- Individualisier bezogen auf die Präferenzen der Zielgruppen
- Durchführung umfassender Assessments
- Nutzen von evidenzbasierten Guidelines

Kopitz et al. (2013) ermitteln als zentrale Qualitätsmerkmale in der stationären Langzeitpflege:

- Erhaltung und Förderung von Selbstständigkeit
- Schutz vor Schädigungen und Belastungen
- Unterstützung in spezifischen Bedarfslagen
- Kommunikationsstrukturen der Mitarbeiter/innen

- Zusammenarbeit
- Kommunikationsstrukturen mit den Bewohnern/innen
- Soziale Einbindung
- Gewohnheiten berücksichtigen
- Akzeptanz und Wertschätzung
- Empowerment
- Personenzentrierung

Diese Auflistung könnte bereits eine sinnvolle Eingrenzung von Merkmalen in der pflegerischen Versorgung von Menschen in der Langzeitpflege darstellen (Abschn. 4.1).

2.2.1 Qualitätsindikator

Aus Abschn. 2.2 kann die Erkenntnis gezogen werden, dass der Begriff „Qualität in der Pflege" wenig einheitlich definiert ist. Aus diesem Grunde liegen unterschiedliche Messungen zu Qualität in der Pflege vor (Spilsbury 2011).

Diese Uneinheitlichkeit spiegelt sich in Veröffentlichungen zum Thema „Qualitätsindikator" wider. Die bisherigen Bemühungen in der Entwicklung von Indikatoren in der pflegerischen Versorgung sind vor dem Hintergrund kritisch zu reflektieren, als dass sie in der Regel unsystematisch und ohne Kontext in das System und Bedingungsgefüge der Pflege entwickelt worden sind (Hasseler 2015). Die meisten international wie national zu findenden Indikatoren sind theorieneutral und mit geringer evidenzbasierter Grundlage entstanden (Mittnacht 2010).

Die Diskussionslage zu Qualitätsindikatoren zeichnet sich durch folgende Stränge aus:

▶ Ein simples Ziel von Qualitätsindikatoren ist, dass sie helfen sollen zu identifizieren, wo und in welchen Bereichen die pflegerische Versorgung verbessert werden kann (Cools 2017). Diese Frage kann bearbeitet werden über die Identifikation von Merkmalen der pflegerischen Versorgung und der anschließenden Entwicklung von Kriterien und systematischen Indikatoren (Abschn. 4.1).

Cools (2017, S. 209) weist darauf hin:

> Um keine falschen Schlüsse aus den Qualitätsindikatoren zu ziehen,
> sollten bei der Interpretation der Ergebnisse die relevanten Einfluss-
> größen berücksichtigt werden, bei einer spezifischen Diagnose etwa
> die Fallzahl und die Prognosen der einzelnen Fälle.

Diese Einflussgrößen sind in der pflegerischen Versorgung häufig nicht bekannt oder identifiziert. Aus diesem Grunde erscheint
es sinnvoll ein theoretisches Modell für Qualität in der Pflege zu
entwickeln – wie in der vorliegenden Arbeit beabsichtigt – um in
weiteren Studien die Einflüsse systematisch untersuchen zu können (Kap. 5).

Hinsichtlich der Forschungslage zur Aussagekraft der eingesetzten Qualitätsindikatoren formulieren Stelfox und Straus
(2013a), dass für viele Bereiche nur wenig Evidenz darüber
vorliegt, dass die eingesetzten Indikatoren in der Tat zur Qualitätsverbesserung beitragen. Für die Auswahl von Indikatoren
schlagen die beiden Autoren vor, eine Priorisierung vorzunehmen, bspw. Relevanz der Bereiche, Evidenz, dass in dem
Bereich der Versorgung eine hohe Varianz oder suboptimale Versorgung vorliegt, Evidenz, dass die Verbesserung der Qualität die
Situation der Zielgruppen verbessert, die Qualitätsmessungen
sind nicht erst kürzlich entwickelt worden oder inadäquat.
Qualitätsmessungen beurteilen Stelfox und Straus (2013a) dann
Qualität sinnvoll, wenn die Institutionen der Versorgung, die Ver-
sicherungen und die Leistungserbringer mit den Ergebnissen die
Strukturen, Prozesse und Ergebnisse beeinflussen können. Die-
ser Aspekt setzt jedoch voraus, dass diese Möglichkeiten der
Beeinflussung der gemessenen Bereiche bekannt sind.

Die Entwicklung von Qualitätsindikatoren nimmt einen längeren Zeitraum in Anspruch und sollte nicht als ein einzelnes
Ereignis zu einem bestimmten Zeitpunkt betrachtet werden, das
dann abgeschlossen ist. Neue wissenschaftliche Erkenntnisse
sollten kontinuierlich in die Weiterentwicklung von Indikatoren

einfließen (Stelfox und Straus 2013b).[3] Des Weiteren sollten sich nicht als Selbstzweck betrachtet werden, sondern in eine übergreifende Managementstrategie integriert werden (Kajonuius und Kazemi 2016).

Übersicht

Die fehlende Einigung über relevante Indikatoren und wie sie gemessen werden können sowie ihre mangelnden Voraussetzungen, mit ihren Ergebnissen zu Qualitätsverbesserungen beizutragen, veranlassen Savitz et al. (2005) zu folgenden Empfehlungen:

- Umfassende strukturelle Voraussetzungen identifizieren
- Umfassende Aspekte pflegerischer Versorgung identifizieren (bspw. auch solche, die in Beziehung stehen zu Patientensicherheit, nicht vollständige pflegerische Versorgung, standardisierte Versorgung usw.)
- Umfassende Daten identifizieren, die über die typischen inkludierten administrativen Daten hinausgehen
- Einfluss pflegerischer Versorgung und Praxis auf positive Patientenoutcomes untersuchen
- Als Analyseeinheit Fokus auf Episoden von Patientenversorgung legen,
- Risikoadjustierung integrieren

---

[3]Die Entwicklung von Qualitätsindikatoren soll in dieser Arbeit nicht Schwerpunkt sein, da das Ziel ist, ein theoretisches Modell für Qualität in der Pflege zu erarbeiten. Letztlich hängt unter anderem auch von einem derartigen Modell oder einer Theorie ab, welche Indikatoren am Ende eines Prozesses entwickelt oder eingesetzt werden sollen. Stelfox und Straus (2013b) stellen eine nachvollziehbare und systematische Vorgehensweise für die Entwicklung von Qualitätsindikatoren vor. Mit diesem Modell konnten für eine systematische Literaturrecherche von Indikatoren der Ergebnis- und Lebensqualität in der ambulanten Pflege die Suchstrategie begründet und mögliche Zusammenhänge für Qualität in der Pflege hergestellt werden. Durch die Zuordnung der mit Hilfe einer systematischen internationalen

Diese Empfehlungen verdeutlichen in einem hohen Maße die Erforderlichkeit, die gesamte Bandbreite pflegerischer Versorgung zu integrieren und den Fokus in der Entwicklung von Indikatoren nicht nur auf negative oder adverse Ergebnisse zu legen.

Estabrooks et al. (2013) haben auf der Grundlage von Auswertung von Evidenz und Expertenkonsensus folgende Qualitätsindikatoren für die Langzeitpflege als praxis-sensitive Indikatoren entwickelt, z. B.

- Veränderung der Stimmung,
- Veränderung der Verhaltenssymptome
- Stürze in den letzten 30 Tagen, Ernährung über Sonde,
- Dauerkatheter, verhaltensentziehende Maßnahmen,
- Dekubitus,
- Symptome von Delirium,
- unerwarteter Gewichtsverlust,
- Harnwegsinfektionen
- Verschlimmerung von Schmerzen etc.

Literaturrecherche gefundenen Indikatoren in das heuristische Qualitätsmodell konnte als Ergebnis generiert werden, dass nicht nur für viele relevante Bereiche ambulanter Pflege noch keine Indikatoren vorhanden sind, sondern dass die Güteeigenschaften der recherchierten Indikatoren sehr heterogen sind. Des Weiteren konnte gezeigt werden, dass der Begriff „Indikator" durchaus unkritisch und fachlich nicht angemessen verwendet wird. Teilweise werden die Indikatoren ohne die Kernmerkmale „Zähler" und „Nenner" aufgeführt (Hasseler et al. 2013). Nach Zuordnung und Beurteilung der Indikatoren für die ambulante auf der Basis des heuristischen Qualitätsmodells konnte aus den Resultaten der Expertise die Schlussfolgerung gezogen werden, dass aus theoretischer und wissenschaftlicher Perspektive nachvollziehbare und relevante Anforderungen an Indikatoren gestellt, diese aber selten erfüllt werden. Es fehlt eine systematische Einbettung, Ableitung, Überprüfung und Bewertung der Indikatoren bspw. nach QUALIFY (Reiter et al. 2007) oder QUISA (Beyer et al. 2011) in der pflegerischen Versorgung. Der Zusammenhang der Qualität der pflegerischen Versorgung durch die möglichen Indikatoren ist noch nicht hergestellt worden. Die Indikatoren erfüllen nicht immer die in der wissenschaftlichen Literatur gestellten Anforderungen und müssen vor diesem Hintergrund kritisch reflektiert werden (Hasseler et al. 2013).

Kritisch anzumerken ist, dass diese Indikatoren eine überwiegend negative Konnotation beinhalten und nicht die Prozesse
aufzeigen, die den Ergebnisindikatoren zugrunde liegen. Sie
lassen auch nicht erkennen, welche Umweltfaktoren die Resultate beeinflusst haben könnten oder ob und wie sie sinnvoller-
weise risikoadjustiert werden sollten. Es gibt auf der Grundlage
der Ergebnisse dieser Indikatoren keine Hinweise darüber, wie
die Prozesse, Maßnahmen und Interventionen verbessert werden können. Eingeleitete Maßnahmen zur Verbesserung können
aus diesem Grunde auch fehlschlagen und nicht das gewünschte
Ergebnis erzielen, wenn sie ohne zielorientiertes Wissen durchgeführt werden. Ergebnisse der Gesundheitsversorgung können
selten auf ein einzelnes Ereignis zurückgeführt werden. Ergebnisse, die nicht auf nachvollziehbare Prozesse zurückzuführen
sind, erscheinen für die Entscheidungsträger als wenig hilfreich,
da sie nicht eingrenzen, wie die Prozesse verbessert werden können. Qualitätsmessungen sind demzufolge nur dann relevant,
wenn sie die prioritären Bereiche der Qualität adressieren und
nachvollziehbar die Zusammenhänge darstellen können (Jones
2016). Ein Schlüsselfaktor in der direkten Herleitung von pflegerischer Versorgung und Patientenoutcomes liegt im Mangel von
vorhandenen Prozessindikatoren. Die relevanten Bestandteile pflegerischer Versorgung müssen identifiziert werden, die diese Verbindung herstellen können (Jones 2016; Abschn. 4.1).

Das Problem oder die Herausforderung wird sein, dass wir es
bei pflegerischen Maßnahmen mit komplexen Interventionen zu
tun haben:

> Health care quality improvement programmes are complex social
> interventions that can only be properly evaluated if their intercon-
> nected context, content, application and outcomes are understood
> (Walshe 2007, S. 58).

Aus diesem Grunde ist es schwierig, diese Linearität in Struktur-,
Prozess- und Ergebnisqualität zu definieren. Komplexe Interventionen werden definiert als „interventions that contain several
interacting components. There are, however, several dimensions
of complexity: it may be to do with the range of possible outcomes, or their variability in the target population" (MRC 2006).

▶ Im Grunde müssen pflegerische Maßnahmen/Inter-
ventionen bzw. pflegerisches Handeln, das in der
Qualität untersucht werden soll, im Sinne der Idee
der Entwicklung von komplexen Interventionen für
Pflege (Corry et al. 2013, S. 2381; Richards und Hallerg
2015) zerlegt werden, um zu verstehen, wie diese
Intervention auf welcher Grundlage wirkt, entsteht
und erfolgreich wird.

Das führt zum Verständnis der Intervention, wie diese dann in
ein einzelnen Komponenten gemessen werden können und wie
diese dann abhängig vom Ergebnis verbessert werden können.

Indikatoren im allgemeinen Verständnis messen die Ergebnisqualität in der pflegerischen Versorgung. Sie sind Maße,
deren Ausprägungen zwischen guter und schlechter Qualität
von Strukturen, Prozessen und Ergebnissen in Gesundheit und
Pflege unterscheiden (Geraedts et al. 2002). Somit bestimmen
Qualitätsindikatoren die Qualitätslevel oder Schwellen, die zwischen guter und schlechter Qualität unterscheiden (Dyck 2005;
Geraedts et al. 2002). Sie sind demzufolge „Messinstrumente
und Hilfsgrößen, die den direkt nicht fassbaren Qualitätsbegriff abbilden" (Blumenstock 2011, S. 155). Indikatoren basieren auf Standards, Leitlinien und systematischen Erkenntnissen
in der Pflege oder Gesundheitsversorgung. Sie sollten auf der
besten zur Verfügung stehenden Evidenz basieren und sich aus
der akademischen Literatur ableiten (Blumenstock 2011) oder
sollten, wenn systematische Literatur fehlt, auf der Basis von
Expertenpanelen bestimmt werden (Mainz 2003). Wenn die Dreiteilung Struktur-, Prozess- und Ergebnisqualität zugrunde gelegt
wird, so fordert Mainz (2003), dass Prozessindikatoren in der
Lage sein sollten, bessere Outcomes zu produzieren. Ähnlich
verhält es sich mit den Strukturindikatoren. Es sollten nur solche gewählt werden, die die Wahrscheinlichkeit erhöhen, bessere Outcomes oder Prozesse hervorzurufen. Es sei erforderlich,
diese Beziehungen zu bestimmen, bevor Struktur- oder Prozessindikatoren für Qualitätsmessungen herangezogen werden. Diese
Beziehungen oder Zusammenhänge sollten auf Evidenz basieren

(bspw. Cochrane Collaboration, Übersichtsarbeiten, Metaanalysen oder randomisierte kontrollierte Studien), wenn diese nicht vorhanden ist, so können professionelle Erfahrungen über Konsensusmethoden diese definieren. Indikatoren, die für vergleichende Darstellungen und Messungen herangezogen werden, sollten risikoadjustiert sein, da die Literaturlage darauf hinweist, dass die Validität der Qualitätsindikatoren bzw. der Messungen von vielen Faktoren wie beispielsweise Gesundheits- und Funktionsstatus der Heimbewohner, Ko-Morbiditäten etc. eingeschränkt wird. Vor diesem Hintergrund sollten Qualitätsindikatoren auf Bewohner- und Einrichtungsebene risikoadjustiert sein, um vergleichbare und angemessene Aussagen zu treffen (Jones et al. 2016; Hasseler und Wolf-Ostermann 2010). Heslop und Lu (2014) arbeiten in ihrer Übersichtsarbeit heraus, dass bislang keine nennenswerte Forschung über den Zusammenhang von Prozessindikatoren sowie Struktur- und Outcomeindikatoren vorliegt. Sie fordern aus diesem Grunde eine Entwicklung eines theoretischen Rahmens, um Pflegequalität und Performanzmessungen zu verstehen sowie Pflegeprozesse zu konzeptualisieren und darauf basierend zu messen.

Prinzipiell sollten Indikatoren im Zusammenhang mit Qualitätsprüfungen und Qualitätsberichterstattung eine Bewertung der Performanz von gesundheits- bzw. pflegebezogenen Prozessen und Ergebnissen ermöglichen (Mainz 2003). Indikatoren werden unterschiedlich definiert bzw. verstanden:

- Als Messungen, die bestimmte Prozesse oder Outcomes in der Gesundheits- und Pflegeversorgung messen.
- Als quantitative Messungen, die herangezogen werden können, um die Qualität in wichtigen Bereichen (Government, Management, klinischen Bereichen, unterstützenden und zuarbeiten Bereichen etc.) zu überwachen und zu bewerten.
- Als Messinstrumente oder Screeninginstrumente oder Signale, die als Richtlinien genutzt werden, um die Qualität der Patientenversorgung in wichtigen Bereichen, die die Outcomes der Patienten beeinflussen, zu überwachen, zu bewerten und zu verbessern (Mainz 2003).

Berg et al. (2002) formulieren folgende Anforderungen an
Indikatoren:

- „Demonstrate consistency over adjacent time intervals when
  tested in multiple nursing facilities in multiple States.
- Have sufficient numbers of residents at risk (in the denominator) of the QI.
- Demonstrate sufficient prevalence or incidence when tested in
  nursing facilities.
- Address areas of quality of care that are important to consumers, health care professionals, nursing home administrators,
  longterm care researchers, and other quality-of-care experts.
- Have content validity in QI definition including numera-
  tor, denominator, clinical exclusions to denominator, and
  covariates used for risk adjustment.
- Have appropriate risk adjustment in the definition of the QI
  to adjust for potential biases related to referral/admission pat-
  terns, differential discharge or censoring rates, and resulting
  heterogeneity of patients left residing in the nursing facility.
- Not be unduly influenced by ascertainment bias arising from
  differences in assessment skills or vigilance of staff when
  assessing patients.
- Be under control of the facility, that is, the facility can
  improve the rate with improved practices in quality of care in
  that domain.
- Demonstrate responsiveness or ability to detect meaningful
  change in facility performance.
- Demonstrate relationships in expected direction with quality-of-care practices or other theoretically hypothesized
  relationships (construct validity)“.

Da Qualität in der Pflege ein multidimensionales Konstrukt ist,
werden multiple Indikatoren für jeden relevanten Bereich der
Versorgung benötigt, welche Einsichten in die einzelnen Domä-
nen von Qualität geben und umfassend Qualität in der Pflege
messen (Arling et al. 2005; Rubin et al. 2001).

   Indikatoren, die für eine Qualitätsprüfung sowie für eine
Qualitätsberichterstattung zugrunde gelegt werden, müssen

wissenschaftlichen Gütekriterien genügen. Die Gütekriterien geben Auskunft darüber, ob die Indikatoren das zuverlässig messen, was sie messen sollen (Schmitt et al. 2013; Hasseler und Wolf-Ostermann 2010). Dafür ist jedoch zunächst erforderlich, den Begriff der Qualität für das Qualitätsprogramm zu definieren, da sich für die Festlegung von Qualität und die Operationalisierung von Qualität und entsprechenden Indikatoren grundsätzlich die Frage stellt, welche Qualität und wie diese gemessen werden soll (Mittnacht et al. 2006). Die Auseinandersetzung über Anforderungen an Qualitätsindikatoren werden national wie international geführt (z. B. Mainz 2003; Halber 2003; Hasseler und Wolf-Ostermann 2010; Wollersheim et al. 2007; Gallagher und Rowell 2003; Hutchinson et al. 2010).

Zusammenfassend kann formuliert werden, dass an Qualitätsindikatoren hohe Anforderungen zu stellen sind. Diese ergeben sich aus Tab. 2.1.

Tab. 2.1 Wissenschaftlich-systematische Anforderungen an Kriterien. (Eigene Darstellung)

Anforderung	Beschreibung
Evidenzgestützt	Basieren auf Leitlinien, Standards, systematischen Erkenntnissen
Relevanz	In Bezug auf das Versorgungsziel
Messbarkeit unter Berücksichtigung der Gütekriterien	Reliabilität, Validität, Sensitivität, Objektivität, Praktikabilität
Veränderbarkeit durch Verhalten	Kann von Pflege oder pflegenahen Berufen veränderter werden
Durchführbarkeit bzw. Erreichbarkeit	Erfahrungen mit Indikator liegen vor, stimulieren Verbesserungen
Multidimensionalität	Multiple Indikatoren in den Dimensionen liegen vor
Erwünschte/unerwünschte Wirkungen	Wirkungen, die durch Indikatoren auf die Versorgung erzielt werden können
Risikoadjustierung	Vergleichbarkeit wird hergestellt
Beziehungen zwischen Struktur-, Prozess- und Ergebnisqualität sind dargestellt	

Es ist sinnvoll, Indikatoren zu entwickeln und zu wählen, die relevant, gut untersucht und mit wissenschaftlichen sowie überprüften Methoden gut messbar sind. Gleichzeitig muss jedoch deutlich werden, welches Kennzeichen/Merkmal dieser Indikator mit welcher Zielrichtung misst (Abschn. 4.1), warum und von welchen Faktoren das Ergebnis eines Indikators beeinflusst wird. Der Indikator steht am Ende eines Prozesses vieler inhaltlicher und methodischer Schritte, wenn er sinnvoll das Phänomen in seiner Qualität darstellen soll.

> **Für die Entwicklung von systematisch abgeleiteten Indikatoren zur Messung von Qualität in der Pflege sind demgemäß mehrere systematisch aufeinander abgestimmte Schritte ratsam (Abschn. 4.1):**
>
> 1. Entwicklung/Eingrenzung eines theoretisch-konzeptionellen Qualitätsverständnisses
> 2. Bestimmung und Beschreibung geeigneter Kennzeichen/Merkmale für die Qualitätsbeurteilung (die der pflegerischen Dienstleistung zugeordnet werden können)
> 3. Festlegung von und Verständigung auf Kriterien mit systematisch entwickelten Anforderungsniveaus, die erreicht werden müssen, um eine ausreichende Qualität vorweisen zu können
> 4. Entwicklung von Indikatoren (geeigneter Messskalen und Instrumente zur Überprüfung des Erreichungsgrades des Anforderungsniveaus)
> 5. Überprüfung und Bewertung von Indikatoren in der Pflege mit entsprechenden Instrumente wie QUALIFY (Reiter et al. 2007) oder mit einem zweistufigem Bewertungsverfahren wie QISA (Beyer et al. 2011).

2.2.2 Exkurs: Pflegesensitive Indikatoren

Das Bedürfnis, den Einfluss pflegerischer Versorgung auf die Zielgruppen zu legen, ist kein neues Konzept. Pflegesensitive

Indikatoren beruhen auf der Annahme einer engen Beziehung zwischen strukturellen pflegerischen Faktoren und den Ergebnissen pflegerischer Versorgung (Burston et al. 2014). Allerdings ist die Forschungslage zu den sogenannten **pflegesensitiven Indikatoren** inkonsistent (Burston et al. 2014). Diese werden in aller Regel herangezogen, um die patientenbezogenen Outcomes, die von der pflegerischen Praxis beeinflusst werden können, zu untersuchen. Allerdings sind die meisten mit eher negativen oder adversen Patientenoutcomes assoziiert, wie bspw. Medikationsfehler, Stürze u. ä. Es gibt nur wenige Studien, die die Beziehung der Pflege auf Patientenoutcomes analysieren (Savitz et al. 2005). Insgesamt ist nur wenig über professionsspezifische Indikatoren bekannt und wie sie für die Messung und Verbesserung von Qualität beitragen können (Savitz et al. 2005). Burston et al. (2014) empfehlen, eine Definition von pflegesensitiven Faktoren herbeizuführen sowie eine starke Evidenz für die Pflegesensitivität dafür empirisch zu belegen. Sie sollten folgende Kriterien erfüllen:

- Sensitivität bezogen auf die pflegerische Versorgung und basierend auf Verständnis von Sensitivität darstellen können
- Beantworten, wie sie entwickelt und gemessen werden/wurden
- den Kontext darstellen, in dem sie genutzt werden
- und in klinischer Praxis berichtet werden (Burston et al. 2014).

Die Entwicklung von pflegesensitiven Indikatoren ist von primärer Forschung sowie theoretischen Grundlagen abhängig (Verbindung von pflegerischen Maßnahmen/Interventionen mit Outcomes), die noch nicht differenziert vorliegen (Doran et al. 2011). Doran et al. (2011, S. 10) führen jedoch kritisch für pflegesensitive Indikatoren in der Forschung an:

> Such research is influenced by several factors, including theoretical explanations to link nursing inputs and processes to outcomes, access to and recruitment of large patient samples and the availability and use of measurement/tools that have demonstrated reliability and validity (Doran et al. 2011, S. 10).

Die meisten Studien zu pflegesensitiven Indikatoren wurden in den USA, gefolgt von Kanada, Europa und Australien durchgeführt. Der Übersichtsarbeit von Burston et al. (2014) zur Folge, wurden einige Strukturindikatoren wie Verhältnis von registrieren Pflegenden, Pflege-Patient-Verhältnis, Pflegekraftstunden pro Patiententag, Qualifikationslevel und Erfahrungen entwickelt und ins Verhältnis zu Patientenoutcomes gesetzt, überwiegend, um adverse Reaktionen zu ermitteln, jedoch kann kein eindeutiger Zusammenhang zwischen diesen Strukturvariablen und Patientenoutcomes hergestellt werden Ähnliche Befunde können für Prozessindikatoren und Outcomeindikatoren festgestellt werden. Burston et al. (2014) führen als möglichen Grund für die Inkonsistenz von pflegesensitiven Indikatoren die unterschiedlichen Definitionen in den diversen Studien, unterschiedliche Datenquellen, Datenerhebungsebenen, Datenerhebungsmethoden und -herangehensweisen sowie unterschiedliche Risikoadjustierungsmodelle an. Burston et al. (2014) empfehlen zum einen, dass einheitliche Herangehensweisen für die Definition und Operationalisierung von pflegesensitiven Indikatoren entwickelt werden müssen, zum anderen sollten im Vorfeld die Gründe für die Wahl und Messung von pflegesensitiven Indikatoren formuliert werden. Es steht also infrage, ob die Ergebnisse der Qualitätsverbesserung oder anderen Zwecken dienen sollen. Des Weiteren ist zu klären, ob die Indikatoren über einen längeren Zeitraum oder nur zu bestimmten Zeitpunkten gemessen werden sollen. Auf jeden Fall sollten pflegesensitive Indikatoren gewählt werden, die für den Kontext relevant sind. Savitz et al. (2005) empfehlen aufgrund der Forschungslage zu pflegesensitiven Indikatoren, sich an den von Needleham geprägten Ausdruck „Outcomes, die potenziell pflegesensitiv sind" heranzuziehen, um den pflegerischen Beitrag am Versorgungsprozess darzustellen.

Pflegesensitive Indikatoren sollten folgende Kriterien erfüllen, um angemessen den Einfluss der Pflege auf die Qualität der Versorgung messen zu können:

> An indicator is meaningful if it is clinically important, meets stakeholder needs and there is evidence to show the outcome is sensitive to nursing care. An indicator is feasible if data are available, or are

affordable to collect and are able to be measured reliably. An indicator is actionable if the scores are under the user's control, users are able to interpret the score, there is demonstrated variation and/or potential for improvement, and there are established clinical recommendations/evidence to guide practice improvement (Doran et al. 2011, S. 28).

2.2.3 Qualitätsdimensionen

In einer Veröffentlichung zu Qualität in der Gesundheitsversorgung fordert die OECD (2006), dass in spezifisch definierten Dimensionen der Qualität Verbesserungen erfolgen sollten. Dimensionen der Gesundheits- und Pflegeversorgung sind jene, definierbare, bevorzugt messbare und einklagbare Attribute des Systems, die die Gesundheit erhalten, verbessern oder wiederherstellen (Arah et al. 2006; OECD 2006a, b). Die Qualitätsdimensionen können demzufolge als Ziele der Qualitätsverbesserungsmaßnahmen bzw. der Qualitätsentwicklung verstanden werden. Berwick (2002) listet folgende auf:

- **Sicherheit:** Patienten sollten sich so sicher in den Gesundheitseinrichtungen wie in ihrem eigenen zu Hause fühlen
- **Effektivität:** Die Gesundheitsversorgung sollte evidenzbasiert sein, Überversorgung und Unterversorgung vermeiden
- **Patientenzentriertheit:** Gesundheitsversorgung sollte den einzelnen Patienten im Fokus haben, seine Wünsche und Bedürfnisse, Kultur und seinen sozialen Kontext berücksichtigen
- **Rechtzeitigkeit:** Gesundheitsversorgung sollte kontinuierlich Wartezeiten reduzieren und Verspätungen bzw. Verzögerungen für Patienten vermeiden
- **Effizienz:** Müll und Kosten und Verschwendung sollten vermieden werden, um Kosten zu sparen.
- **Gerechtigkeit:** Das Gesundheitssystem sollten soziale Ungleichheit im Zugang zur gesundheitlichen Versorgung reduzieren.

Gibson et al. (2010) setzen sich mit den **Prinzipien guter Versorgung in der Langzeitpflege** auseinander. Als **Prinzip ein** der von den Autoren durchgeführten Recherche und Analyse wird eine kontinuierliche Versorgung älterer Menschen in ihrem Lebensumfeld formuliert. Diese kontinuierliche Versorgung umfasst eine den Bedarfen und Bedürfnissen angemessenes Angebot an Kurzzeitpflege, Tagespflege und stationärer Langzeitpflege. Als ein **weiteres Prinzip** wird die Förderung einer qualitativ hochwertigen Versorgung betrachtet. Die Maßnahmen sollten dabei a) die organisatorischen Strukturen, b) die umweltlichen Aspekte und c) die Versorgungsmodelle und d) die Beziehungen der Pflegebedürftigen und ihrer Familien/Angehörigen/ihrer sozialen Umwelt mit den Anbietern umfassen. Das **dritte Prinzip** fokussiert auf die Forderung, dass alle Ländern auf eine höchst mögliche Lebensqualität der Pflegebedürftigen hinwirken sollte.

Die Dimensionen werden häufig herangezogen, um das Konzept Qualität zu einzugrenzen (Legido-Quigley et al. 2008). In der Literatur lassen sich Dimensionen von Qualität diverser Autoren finden, die in Tab. 2.2 werden.

Aus Tab. 2.2 ist zu entnehmen, dass diverse Dimensionen von Qualität diskutiert und genannt werden. Der Ursprung und die wissenschaftliche Herleitung und Begründung der Dimensionen, lässt sich derzeit aus den Quellen nicht recherchieren. Aus dem oben Gesagten lässt sich ableiten, dass die Qualitätsdimensionen als Ziele von Qualität in der Pflege verstanden werden können. Des Weiteren lassen sich keine Hinweise finden, welche Dimensionen für ein theoretisches Qualitätsverständnis zu berücksichtigen sind. Vor diesem Hintergrund werden nachfolgend Dimensionen aufgeführt, die für die Qualität der Langzeitpflege in Deutschland bedeutsam erscheinen und aus wissenschaftlicher Perspektive in ein systematisches Qualitätsverständnis Eingang finden sollten:

- **Kontinuität und Patientenzentriertheit:** Kontinuität fokussiert auf das Ausmaß, in dem die Gesundheitsversorgung für definierte Nutzer über einen längeren Zeitraum und durch mehrere Anbieter und Institutionen stattfindet. Aus diesem Grund wird diese Dimension häufig als Patientenzentriertheit oder Patientenfokus bezeichnet (z. B. Überleitung zwischen verschiedenen Versorgungsbereichen, gleichartige Versorgung

Tab. 2.2 Qualitätsdimensionen verschiedener Autoren. (Eigene Darstellung)

Arah et al. 2006 für das konzeptionelle Framework „OECD Health Care Quality Indicators Project"	Campbell et al. (2000)	Rantz et al. (2000) für die stationäre Langzeitpflege
• Akzeptanz • Zugang • Angemessenheit • Umgebung der Versorgung und Annehmlichkeiten • Kompetenz oder Fähigkeiten • Kontinuität • Effektivität oder • Verbesserung der Gesundheit oder • Klinischer Fokus • Kosten/Ausgaben • Klinischer Fokus • Effizienz • Gerechtigkeit • Governance • Patientenzentriertheit oder Patientenfokus oder Ansprechbarkeit • Sicherheit • Pünktlichkeit • Nachhaltigkeit	• Zugänglichkeit • Effektivität • Effizienz • Gerechtigkeit • Relevanz • Akzeptabilität • Patientenzentriertheit • Kontinuität, Koordination • Umfang • Rechtmäßigkeit/ Zulässigkeit	• Interaktion • Individuelle Pflege • Personal • Milieu • Umgebung • Sicherheit

innerhalb der Einrichtung über längeren Zeitraum, Berücksichtigung individueller Bedarfe und Bedürfnisse).

- **Sicherheit:** Die Dimension Sicherheit meint der Grad, in dem die Gesundheitsversorgung adverse Ergebnisse oder Verletzungen verhindert und/oder vermeidet. Sicherheit steht in enger Beziehung zu Effektivität (z. B. Prophylaxen, rechtzeitige ärztl. Versorgung, Qualifikation).

- **Nachhaltigkeit:** Die Dimension Nachhaltigkeit fokussiert die Dynamik und Fähigkeit des Systems auf sich verändernde Rahmenbedingungen, Kontext und Situation einzustellen (z. B. Überleitung zu verschiedenen Versorgungsbereichen, Anpassungsfähigkeit hinsichtlich sich verändernder Zielgruppen, Personalsituation).

- **Koordination:** Diese Dimension bezieht sich darauf, inwieweit die Gesundheitsprofessionen miteinander und/ oder mit Organisationen und Institutionen zusammenarbeiten (z. B. Schnittstellenmanagement im berufsgruppenübergreifenden und sektorenübergreifenden Sinne wie bspw. zusätzliche Betreuungskräfte, Hauswirtschaft, Pflege, niedergelassene Ärzte).
- **Rechtzeitigkeit:** Diese Dimension bezieht sich darauf, bis zu welchem Grad die Zielgruppen die notwendige Patientenversorgung prompt und rechtzeitig sowie koordiniert erhalten (z. B. Ausscheidung, Notfälle und deren Versorgung).
- **Effektivität:** Diese Dimension umfasst die Wirksamkeit der gesundheitlichen und pflegerischen Versorgung. Sie hängt bspw. von dem Wissen der Gesundheitsprofessionen und der Evidenzbasierung der Gesundheitsdienstleistungen ab. In dieser Dimension ist aber auch enthalten, die Erfahrungen der betroffenen Individuen einzubeziehen und die gesundheitliche und pflegerische Versorgung gemeinsam zu planen.
- **Effizienz:** Effizienz ist das optimale Nutzen der Ressourcen durch das System, um den maximalen Benefit oder Ergebnisse zu erzielen.

2.3   Qualitätsberichterstattung

Mehrfach war die Qualitätsberichterstattung Gegenstand von diversen Projekten in Deutschland, die auch unter Federführung oder Mitbeteiligung der Autorin der vorliegenden Arbeit durchgeführt wurden (z. B. Görres et al. 2017; Hasseler und Fünfstück 2015; Hasseler und Wolf-Ostermann 2010). Aus diesem Grunde kann auf Ergebnisse diverser Literaturrecherchen und Arbeiten der letzten Jahre zurückgegriffen werden. Diese zeigen im Kern folgende Wirkungen der Qualitätsberichterstattung auf die Qualität pflegerischer Versorgung:

Insgesamt scheinen sich Qualitätsberichte nur wenig auf das Verhalten der Pflegeheime auswirken. So stellen Clement et al. (2012) in einer Studie fest, dass Pflegeheime mit niedrigen Preisen nach der Veröffentlichung ihre Preise etwas anheben, im Bereich freiheitsentziehender Maßnahmen besser werden, jedoch nicht im Bereich von Dekubitus. Diese Änderung bezog sich auf Pflegeheime mit mehr Bewohnern/innen, die privat zahlten. Pflegeheime im mittleren und höheren Preisniveau haben in keinem der Bereich eine Änderung gezeigt. Ein positiver ökonomischer Effekt nach der Veröffentlichung von Qualitätsberichten zeigt sich auch in der Studie von Park et al. (2011). Einrichtungen mit positiven Ergebnissen haben in dieser Studie einen höheren Gewinn und ziehen wahrscheinlich eine höhere Attraktivität von „gewünschten" Bewohnern" nach sich. Die Autoren folgern als mögliche negative Konsequenz aus ihren Ergebnissen, dass mit der Qualitätsberichterstattung ggf. positive Effekte auf Einrichtungen mit guter Qualität in ökonomischer Hinsicht zu verzeichnen sind. Sie werden damit in die Lage versetzt, sich weiterhin mehr für eine höhere Qualität einzusetzen, da sie über die finanziellen Ressourcen verfügen, mehr in eine bessere Performanz zu investieren. Einrichtungen mit wenig guter Qualität werden mit der Berichterstellung wahrscheinlich entsprechend negative finanzielle Wirkungen spüren und ggf. weniger in die Verbesserung der Qualität investieren können. Die Qualitätslücke zwischen Einrichtungen mit guter und schlechter Qualität kann sich in der Konsequenz vergrößern (Park et al. 2011).

In der Literatur werden auch negative Einflüsse der Qualitätsberichterstattungen diskutiert, die ggf. Auswirkungen auf die Performanz der Einrichtungen haben können (Hasseler und Fünfstück 2015). Ein Effekt könnte sein, dass Einrichtungen Bewohner nach negativen Risiken selektieren und diese ggf. nicht mehr aufnehmen. Ein anderes Resultat könnte sein, dass sich eine negative Berichterstattung auf die Arbeitsmoral der Mitarbeiter auswirkt. Des Weiteren ist zu beachten, dass berichtete Ergebnisse nur einen selektieren Ausschnitt der Qualitätserbringung darstellen.

Es besteht die Möglichkeit, dass die Einrichtungen sich auf die Indikatoren fokussieren, die öffentlich berichtet werden und andere Bereiche in der Leistungserbringung vernachlässigt werden. Ebenso ist zu beachten, dass national wie international keine Erkenntnisse darüber vorliegen, welche Indikatoren oder

Kriterien für eine Qualitätsberichterstattung ausgewählt werden sollten, um Qualität in der Pflege (wie auch immer definiert und verstanden), zuverlässig, transparent und nachvollziehbar dargestellt werden kann.

Qualitätsberichte spielen für die Entscheidungsfindung von Verbrauchern kaum eine Rolle (Pesis-Katz 2013; Schmitz und Stroka 2014). Sie geben Probleme in der Bewertung von klinischen Outcomes an, da ihnen das erforderliche fachliche Wissen dazu fehlt. Darüber fällt es ihnen schwer, die Beziehung zwischen den Prozessen und den Outcomes der Versorgung herzustellen und den Einfluss dieser Beziehungen und Ergebnisse auf das eigene Leben und Risikoprofil zu beziehen. Pesis-Katz et al. (2013) haben die Wahl von Pflegeheimen in einigen Staaten der USA untersucht und welche Rolle Qualitätsinformationen dabei spielen (bei Probanden in Kalifornien, Ohio, New York und Texas). In allen Staaten tendierten die Teilnehmer der Studie dazu, die Einrichtungen auf der Grundlage von Hotelleistungen zu bewerten und für die Entscheidung zugrunde zu legen. Weitere Entscheidungsparameter waren: Wohnortnähe, Not-for-profit-Status u. größere Einrichtung usw. Auch in der Befragung von Görres et al. (2017) interessieren sich die Verbraucher mehr für Personal, Dienst- und Serviceleistungen und den Versorgungsprozessen und weniger für pflegefachliche Ergebnisqualität. So gewichteten die Befragten in dieser Studie unterdurchschnittliche Ergebnisse als weniger bedeutsam ein als aus ihrer Sicht mangelhaft umgesetzte Prozesse. Turnpenny und Beadle-Brown (2015) arbeiten heraus, dass Verbraucher subjektive Informationen von anderen Verbrauchern vertrauenswürdiger bewerten als Qualitätsinformationen, die von Dienstleistern oder anderen öffentlichen Institutionen bereitgestellt werden (Turnpenny und Beadle-Brown 2015).

In der Studie von Werner et al. (2013) konnte nur ein minimaler Effekt von Qualitätsberichten auf Verbraucher festgestellt werden. Die Autoren schlussfolgern, dass ein möglicher Grund für die geringe Relevanz von Qualitätsberichten in der Langzeitpflege darin liegen kann, dass die Informationen für die Verbraucher nicht relevant sind. Darüber hinaus umfassen die Qualitätsergebnisse nur einen Teil der Qualität und diese stimmen nicht unbedingt mit dem Qualitätsverständnis der Verbraucher überein. Des Weiteren verstehen Verbraucher die Informationen nicht immer und haben Schwierigkeiten, die Ergebnisse miteinander zu vergleichen und in der Bedeutung für sich selbst zu interpretieren (Schapira et al. 2016; Hasseler 2014). Auch fällt es Verbraucher schwer, Darstellungen wie bspw. Vergabe von Sternen und den der Bewertung zugrunde liegenden Indikatoren miteinander zu verbinden, wie bspw. die Aggregation von Gesundheits-/Hygiene-Inspektionen, Personal und anderen Qualitätsindikatoren, die in der Gesamtsumme zu einer bestimmten Anzahl von Sternen je Pflegeheim führt (Schapira et al. 2016). Diesbezüglich steht bspw. infrage, wie die einzelnen in die Sternevergabe einbezogenen Parameter gewichtet und aus welchen Gründen sie so gewichtet werden (Schapira et al. 2016). Die Informationsmenge in Qualitätsberichten scheint für Verbraucher ein weiterer limitierender Faktor darzustellen (Schapira et al. 2016; Hasseler 2014). Troyer und Sause (2013) analysieren in einer Studie, dass die eingehenden Beschwerden über die pflegerische Versorgung (bspw. bei einem Ombudsmann) und die über MDS-Qualitätsindikatoren dargestellte Qualität nicht übereinstimmen. Insbesondere Personal und Personalausstattung scheinen eine große Rolle in eingehenden Beschwerden zu spielen. Die Ergebnisse dieser Studie könnten ein Hinweis darauf sein, dass die Perspektiven und Erfahrungen von Heimbewohnern und Angehörigen sich nicht in den Qualitätsmessungen widerspiegeln, gleichwohl muss jedoch diese Frage zukünftig weiter untersucht werden.[4] Diese Vermutungen wurden bereits in diversen Veröffentlichungen formuliert.

---

[4]In Deutschland fehlt bspw. eine systematische Beschwerdestelle für die stationäre Langzeitpflege. Der Umgang mit Beschwerden bleibt den Einrichtungen überlassen. Darüber hinaus muss das Fehlen von Beschwerden nicht bedeuten, dass eine gute pflegerische Versorgung stattfindet. Auch muss in Rechnung gestellt werden, dass sich unterschiedliche Personengruppen unterschiedlich gestärkt fühlen, Beschwerden zu formulieren und weiter zu tragen.

Qualitätsberichte werden nicht nur dann mehr beachtet, wenn sie die verbraucherrelevanten Informationen enthalten, sondern auch in einer bestimmten Art und Weise aufgebaut und verbreitet werden:

- Benutzerfreundliches Format
- Entwicklung von verbraucherfreundlichen Tools
- Entwicklung von Tools in der Qualitätsberichterstellung, die auf theoretischen Erkenntnissen bspw. der Kognitionspsychologie, Entscheidungsfindung u. ä. aufbauen, um die Entscheidungsfindung von Verbrauchern nachzuempfinden (Schapira et al. 2016)[5]

Es erscheint relevant, zukünftig Qualitätsmessungen gemeinsam mit Verbrauchern zu entwickeln, damit die für sie relevanten Informationen in den Berichten enthalten sind. Sie sollten die Prioritäten der Verbraucher für die Informationen enthalten, die diese interessiert. Es gilt zu beachten, dass Verbraucher eher an „weiche Faktoren" sind wie Freundlichkeit des Personals, Zuwendung zum einzelnen Heimbewohner, Rücksichtnahme auf Wünsche und Gewohnheiten, Höhe der Zuzahlung, Sauberkeit im Pflegekeim, Verfügbarkeit eines Einzelzimmers, regelmäßige medizinische Versorgung, Ruf der Pflegeeinrichtung, Zahl der Pflegekräfte, Lages der Pflegeeinrichtung, Zufriedenheit d. Bewohner/Nutzer (van Nie et al. 2010; Institut für Demoskopie Allensbach 2011; Turnpenny und Beadle-Brown 2015).

Literatur

Arah O et al (2006) A conceptual framework for the OECD health care quality indicators project. Int J Qual Health Care 18:5–13

Arling G et al (2005) Future developments of nursing home quality indicators. The Gerontologist 45(2):147–156

---

[5]Weitere Kriterien angemessener Qualitätsberichterstattung in Hasseler und Fünfstück (2015).

Astleitner H (2011) Theorienentwicklung für SozialwissenschaftlerInnen. Böhlau UTB, Köln

Barba BE et al (2011) Quality geriatric care perceived by nurses in long-term and acute care settings. J Clin Nurs 21:833–840

Benes G, Groh P (2011) Grundlagen des Qualitätsmanagements, 1. Aufl. Hanser, München

Berg K et al (2002) Identification and evaluation of existing nursing homes quality indicators. Health Care Financ Rev 23(4):19–35

Berwick DM (2002) A users' manuel for the IOM's "Quality Chasm" report. Health Aff 21(3):80–90

Beyer M et al (2011) Die Darstellung der hausärztlichen Versorgungsqualität durch Qualitätsindikatoren. Z Evid Fortbild Qual Gesundh wesen 105(1):13–20

Blumenstock G (2011) Zur Qualität von Qualitätsindikatoren. Bundesgesundheitsblatt 54:154–159

Brandenburg H (1998) Kooperative Qualitätssicherung aus der Perspektive der Pflegewissenschaft. In: Klie T (Hrsg) Kooperative Qualitätssicherung in der geriatrischen Rehabilitation. Kontaktstelle für praxisorientierte Forschung e.V, Freiburg im Breisgau, S 52–77

Burston S et al (2014) Nurse-sensitive indicators suitable to reflect nursing care quality: a review and discussion of issue. J Clin Nurs 23:1785–1795

Campbell SM et al (2000) Defining quality of care. Soc Sci Med 51:1611–1625

Clement JP et al (2012) Nursing home price and quality responses to publicly reported quality information. Health Serv Res 47(1), Part I: 86–105

Cools A (2017) Qualitätsindikatoren: Möglichkeiten, Grenzen, Chancen. das krankenhaus 3:208–210

Corry M et al (2013) Developing complex interventions for nursing: a critical review of key guidelines. J Clin Nurs 22:2366–2386

DiGiorgio L et al (2016) Is higher nursing home quality more costly? Eur J Health Econ 17:1011–1026

Donabedian A (1966) Evaluating the quality of medical care. The Milbank Memorial Fund Quarterly, H. No. 3, Part. 2, S. 166–206

Donabedian A (2005) Evaluating the Quality of Medical Care. The Milbank Quarterly 83:4:691–729 (preprinted from the Milbank Memorial Fund Quarterly 44:3:166–203)

Doran D et al (2011) Towards a national report card in nursing: a knowledge synthesis. Nurs Leadership 24(2):38–57

Dyck MJ (2005) Evidence-based administrative guideline. Quality improvement in nursing homes. J Gerontol Nurs 31(2):4–10

Estabrooks CA et al (2013) Practice sensitive quality indicators in RAI-MDS 2.0 nursing home data. BMC Research Notes 6:460

Eberlein-Gonska M (2011) Was ist an Qualitätsmanagement evidenzbasiert? Reflexionen über eine scheinbar einfache Frage. Bundesgesundheitsblatt 54:148–153

Gallagher RM, Rowell PA (2003) Claiming the future of nursing through nursing sensitive quality indicators. Nurs Admin Q 27(4):273–283

Geraedts M et al (2002) Beurteilung der methodischen Qualität klinischer Messgrößen. Z ärztliche Fortbild Qualitätssicherung 96(2):155–172

Geraedts M et al (2011) Beurteilungskriterien für die Auswahl einer Einrichtung. In: Böcken J et al (Hrsg) Gesundheitsmonitor 2011. BertelsmannStiftung, Gütersloh, S 155–172

Gibson MC et al (2010) Principles of good care for long-term care activities. Int Psychogeriatr 22(7):1072–1083

Görres S et al (2017) Modellhafte Pilotierung von Indikatoren in der stationären Pflege (MoPiPP) (SV 15-095). Abschlussbericht zum Forschungsbericht. Bremen. https://www.gkv-spitzenverband.de/media/dokumente/pflegeversicherung/qualitaet_in_der_pflege/indikatoren/20170320_Erganzt_Abschlussbericht_MoPIP_Universitat_Bremen.pdf

Halber M (2003) Qualitätsindikatoren und Transparenz?! Eine Einführung in Indikatoren und ihre Probleme. In: Pfaff M et al (Hrsg) Gesundheitsversorgung und Disease Management. Grundlagen und Anwendung der Versorgungsforschung. Huber, Bern, S 117–120

Hasseler M (2014) Herausforderungen und Anforderungen an eine systematische Qualitätsmessung und Qualitätsberichterstattung in der Langzeitpflege. Vierteljahresh zur Wirtschaftsforsch 83(4):67–85

Hasseler M (2015) Herausforderungen und Anforderungen an eine systematische Qualitätsmessung und Qualitätsberichterstattung in der Langzeitpflege. Vierteljahresh zur Wirtschaftsforsch 83(4):67–85

Hasseler M, Fünfstück M (2015) Informiert entscheiden. Qualitätsentwicklung und Qualitätsberichterstattung in der stationären Langzeitpflege – Eine Debatte über Anforderungen und Herausforderungen (Teil II). Pflegezeitschrift 68(9):554–559

Hasseler M, Wolf-Ostermann K (2010) Wissenschaftliche Evaluation zur Beurteilung der Pflege-Transparenzvereinbarungen inklusive Empfehlungen des Beirates zur Evaluation der Pflege-Transparenzvereinbarungen. Im Auftrag des GKV-SV, Berlin

Hasseler M, Görres S, Fünfstück M (2013) Indikatoren zur Messung von Struktur-, Prozess- und Ergebnisqualität sowie Lebensqualität in der pflegerischen Versorgung. Expertise im Auftrag des GKV-SV (unveröffentlichter Bericht)

Hasseler M, Stemmer R, Weidekamp-Maicher M (2016) Entwicklung eines wissenschaftlich basierten Qualitätsverständnisses für die Pflege- und Lebensqualität. https://www.gkv-spitzenverband.de/media/dokumente/

pflegeversicherung/qualitaet_in_der_pflege/wiss_qualitaetsverstaend-
nis/2016-08-25_Abschlussbericht_wiss_Qualitaetsverstaendnis.pdf

Henkel M (2008) Qualitätsberichte in der stationären Altenpflege. Potenzial und Ausgestaltungsmöglichkeiten. Diplomarbeit. Ruhr-Universität
Bochum, Fakultät für Sozialwissenschaften. http://www.careeffects.de/
pdf/Qualitaetsberichte_in_der_Altenpflege.pdf. Zugegriffen: 9. Apr. 2010

Heslop L, Lu S (2014) Nursing-sensitive indicators: a concept analysis. J
Adv Nurs 70(11):2469–2482

Hutchinson A et al (2010) The resident assessment instrument minimum
data set 2.0 quality indicators. BMC Health Serv Res 10:166

Institut für Demoskopie Allensbach (2011) Lebensqualität im Pflegeheim –
Biographieorientierte Pflege. Allensbach am Bodensee

Institute of Medicine (IOM) (1990) Medicare: a strategy for quality assurance,
Bd 1. National Academy Press, Washington, DC

Jabareen Y (2009) Building a conceptual framework: philosophy, definitions
and procedure. Internatl J Qual Methods 8(4):49–62

Jones TL (2016) Outcome Measurement in Nursing. Imperatives, Ideals,
History and Challenges. ANAL Periodicals 21:2

Kajonuius PJ, Kazemi A (2016) Structure and process quality as predictors
of satisfaction with elderly care. Health Soc Care 24(6):699–707

Kämmer K (1998) Pflegemanagement in Altenpflegeeinrichtungen: Grundlagen für Konzeptentwicklung und Organisation, 3. Aufl. Schlütersche,
Hannover

Koppitz A et al (2013) Betreuungsindex in Pflegeheimen. Entwicklung und
Validierung eines einen Instrumentes zur Beurteilung von Betreuungs-
qualität in Pflegeheimen. Z Gerontol Geriatr 46:532–542

Legido-Quigley H et al (2008) Assuring the quality of health care in the
European Union. A case for action. European observatory on health
systems and policies. WHO Regional Office for Europe, Copenhagen

Mainz J (2003) Defining classifying clinical indicators for quality improvement. Int J Qual Health Care 15(6):523–530

Medical Research Council (MRC) (2006) Developing and evaluating complex interventions: new guidance. www.mrc.ac.uk/complexinterventions-
guidance

Mitchell PH (2008) Chapter I. Defining patient safety and quality care.
In: Hughes, R.B. (Hrsg.): Patient safety and quality. An evidence-based-handbook für nursing. S. 1-1 – 1-5

Mittnacht B (2010) Qualitätsentwicklung und Nachhaltigkeit im Kontext
häuslicher Pflegearrangements. Entwicklungstrends und Perspektiven.
Jacobs Verlag, Lage

OECD (2006a) Health care quality indicators project. Conceptual framework
paper

OECD (2006b) Health care quality indicators project: conceptual framework. OECD health working papers, No. 23. OECD Publishing

Park J et al (2011) Performing well on nursing home report cards: does it pay off? Health Serv Res 46:2

Pesis-Katz I et al (2013) Making difficult decisions: the role of quality of care in choosing a nursing home. Am J Public Health 103(5):e31–37

Peterson SJ, Bredow TS (2017) Middle range theories. Application to nursing research and practice, 4. Aufl. Wolters Kluwer, Philadelphia

Rantz M et al (2000) Initial field testing of an instrument to measure: observable indicators of nursing home care quality. J Nurs Care Qual 14(3):1–124

Reiter A et al (2007) QUALIFY: Ein Instrument zur Bewertung von Qualitätsindikatoren. Universität Düsseldorf, Universität Freiburg, BQS Düsseldorf

Richards A, Hallberg I (2015) Complex Interventions in health. An overview of research methods. Routledge, London

Rubin HR et al (2001) The advantages and disadvantages of process-based measures of health care quality. Int J Soc Qual Health Care Qual 13(6):469–474

Rudert B (2016) Das Dilemma von Struktur-, Prozess- und Ergebnisqualität. Ansätze für ein erneuertes Qualitätsmodell in der stationären Altenpflege. Kovač, Hamburg

Savitz LC et al (2005) Quality Indicators Sensitive to Nursing Staffing in Acute Care Settings. Advances in Patient Safety 4:375–385

Schapira MM, et al (2016) The nursing home compare report card: perceptions of residents and caregivers regarding quality ratings and nursing home choice. Health Serv Res 51:3:Part II

Schmid M (2010) Theorien mittlerer Reichweite. Berlin J Soziol 20:383–400

Schmitt J et al (2013) Anforderungsprofil an Qualitätsindikatoren. Relevanz aktueller Entwicklungen der Outcomes Forschung für das Qualitätsmanagement. Z Evidenz, Fortbild Qual im Gesund 107(8):516–522

Schmitz H, Stroka MA (2014) Do elderly choose nursing home by quality, price or location? RUHR Economic Papers #495. RUB, RWI

Seghezzi HD, et al (2007) Integriertes Qualitätsmanagement. Der St. Galler Ansatz. Hanser, München

Stelfox HT, Straus SE (2013a) Measuring quality of care: considering conceptual approaches to quality indicator development und evaluation. J Clin Epidemiol 66:1328–1337

Stelfox HT, Straus SE (2013b) Measuring quality of care: considering measurement frameworks and needs assessment to guide quality indicator development. J Clin Epidemiol 66:1320–1327

Stolle C (2012) Wirkungen und Effekte des Resident Assessment Instrument (RAI Home Care 2.0) in der ambulanten Pflege in Deutschland. Dissertation zur Erlangung der Doktorwürde Dr. Public Health an der Universität Bremen. Bremen 2012

Spilsbury K et al (2011) The relationship between nurse staffing and quality of care in nursing homes: a systematic review. Int J Nurs Stud 48:732–750

Swanson RA, Chermack TJ (2013) Theory building in applied sciences. Berrett-Koehler Publishers, San Francisco

Troyer JL, Sause W (2013) Association between traditional nursing home quality measures and two sources of nursing home complaints. Health Serv Res 48:4

Turnpenny A, Beadle-Brown J (2015) Use of quality information in decision-making about health and social care services – a systematic review. Health Soc Care Community 23:349–361. https://doi.org/10.1111/hsc.12133

Van Nie NC et al (2010) Reporting quality of nursing home care by an internet report card. Patient Educ Couns 78(3):337–343

Walshe K (2007) Understanding what works – and why – in quality improvement: the need for theory-driven evaluation. Int J Qual Health Care 19:2:57–59

Werner RM et al (2013) Do consumers respond to publicly reported quality information? Evidence from nursing homes. J Health Econ 31:50–61

Wollersheim H et al (2007) Clinical indicators: development and applications. Neth J Med 65:1:15–22

Zima PV (2004) Was ist Theorie? A. Francke Verlag, Tübingen, Basel

Empirische Erkenntnisse zu „Qualität in der Pflege"

3

Inhaltsverzeichnis

Die Problematik, Qualität in der Pflege angemessen zu messen und in Berichten darzustellen, zeigt sich in der Diskussions- und Studienlage. In diesem Kapitel werden die wichtigsten Ergebnisse zu einflussnehmenden Faktoren auf die Qualität in der Pflege dargestellt. Dabei wird das Kapitel unterteilt in die Perspektive von Pflegebedürftigen, Angehörigen und pflegerischen Berufsgruppen auf Qualität der Pflege, auf den Einfluss von Management und Führungsstile und auf den Einfluss von Personalzusammensetzung, Arbeitsbedingungen und Umweltfaktoren sowie auf den Einfluss von politischen Entscheidungsträger, Gesetzgebung

© Springer-Verlag GmbH Deutschland, ein Teil von Springer Nature 2019

M. Hasseler, *Qualitätsmessung in der Pflege*, https://doi.org/10.1007/978-3-662-58022-6_3

49

und Qualitätsprüfinstitutionen auf die Qualität in der Pflege. Die Ergebnisse dieses Kapitels bilden eine wesentliche Grundlage für die anschließenden Kap. 4 und 5.

3.1   Qualität in der Pflege aus Perspektive von Pflegebedürftigen, Angehörigen und pflegerischen Berufsgruppen

Mehrfach wird in der Literatur darauf hingewiesen, dass Qualität in der Pflege multidimensional und abhängig von der Perspektive der diversen Zielgruppen ist.

Weitere Elemente im Verständnis von Qualität und in der Qualitätserbringung sind die Pflegebedürftigen und die Angehörigen in der stationären Langzeitpflege. Ihre Erwartungen und Anforderungen prägen das Bild der pflegerischen Leistungen insofern, als sie diese nachfragen sowie explizit und/oder implizit bewerten.

In der Studie von Vinsnes et al. (2011) werden die Qualitätsmerkmale der Pflegebedürftigen und der Angehörigen analysiert. Für die Gruppe der befragten Pflegebedürftigen werden die Merkmale „Wohlbefinden", „Erhalt physischer Fähigkeiten" und „Sicherheit" herausgearbeitet. Für die Angehörigen scheinen die Qualitätsmerkmale „Angemessenheit des Personals" im Sinne personaler Charaktermerkmale wie Empathie und respektvolles Verhalten sowie die Art und Weise und Organisation der pflegerischen Versorgung (verantwortliches, individualisierte und fokussierte Pflege), Anzahl und Zeit der Pflegekräfte, physische Umgebung (Gebäudezustand u. ä.) sowie Trägerschaft bzw. behördliche Aufsicht. Vinsnes et al. (2011) haben in diesem Kontext auch die Perspektive von Angehörigen zur Frage ihres Verständnisses von Qualität in der stationären Langzeitpflege untersucht. Die Autoren identifizieren insgesamt drei Hauptkategorien mit diversen Unterkategorien, die für Angehörige einen wesentlichen Part von hoher Qualität in der Pflege darstellen. Diese sind:

Aspekte rund um den Bewohner
- Wohlbefinden
- Erhalt der physischen Funktionen
- Sicherheit

Angemessenheit von Personal
- Angemessen qualifiziert und professionell
- Maßnahmen und Interventionen, die das Personal anbietet und durchführt

Umgebungsfaktoren
- Angemessene Zuteilung von Personal und Zeit
- Physische Umgebung
- Politische Entscheidungen

Insbesondere die analysierten Qualitätsmerkmale der Angehörigen weisen daraufhin, dass diese über die direkte pflegerische Versorgung hinausgehen und auch strukturelle Merkmale als relevant für eine qualitativ hochwertige Versorgung betrachtet werden.

Auf ähnliche relevanten Qualitätsbereiche aus der Perspektive von Pflegebedürftigen und Angehörigen weisen Tolson et al. (2014) hin. Demnach sind für diese Personengruppe folgende Aspekte relevant:

- Sicherheit- sich sicher fühlen
- Dazugehören – sich als Teil von etwas fühlen
- Kontinuität – Verbindungen und Verbundenheit fühlen
- Ziele – Ziele haben, die man erreichen möchte
- Erreichung von Zielen – Fortschritte in Bezug auf Ziele machen
- Signifikanz – sich als Person relevant/bedeutsam fühle

Diese analysierten Kategorien lassen sich in diversen anderen Studien immer wieder belegen. So zeigt sich in der Befragung von Görres et al. (2017) eine ähnliche Sichtweise. Die Befragten bewerten Qualität in Einrichtungen eher auf der Grundlage von Personal, Dienst- und Serviceleistungen und den Prozessen in den Einrichtungen. Pflegefachliche Indikatoren scheinen für die Zielgruppen keine relevante Rolle zu spielen. Die meisten Befragten wünschen sich aus diesem Grunde auch eine Darstellung der Prozessqualität. Die Ergebnisindikatoren und das Zustandekommen der Ergebnisse scheinen für sie im Verständnis schwieriger zu sein. Auch bei Geraedts et al. (2011) entfaltet ein ähnliches Bild. Die Qualität von Einrichtungen aus

Sicht von Pflegebedürftigen und Angehörigen hängt gemäß dieser Studie von folgenden Punkten ab: respektvoller Umgang, Freundlichkeit des Personals, ausreichend Zeit für die Pflege, Qualifikation, Anzahl der Pflegekräfte, Qualität von Speisen und Getränke, persönliche Zuwendung, Sauberkeit der Einrichtung, regelmäßige ärztliche Betreuung. Die Pflegefachlichkeit und Pflegeergebnisse rangieren auch in dieser Studie auf den letzten Plätzen.

Der Studie von Kajonius und Kazemi (2016) zur Folge spielen Prozessindikatoren für die Zufriedenheit von Heimbewohnern sowie der Personalschlüssel (Pflegekraft pro Bewohner) eine große Rolle. Mit anderen Worten, wie die Pflegekräfte und in welcher Anzahl diese die Versorgung erbringen, ist für die Bewohner von Langzeitpflegeeinrichtungen von großer Bedeutung. In der Publikation von Kvist et al. (2014) wird ein ähnlicher Zusammenhang deutlich. In dieser Studie äußern Befragte eine Pflegequalität bei höherem Personalschlüssel. Aber auch die wahrgenommene Zufriedenheit des Pflegepersonals übt einen Einfluss auf die Beurteilung der Qualität von Pflege aus der Perspektive von Pflegebedürftigen aus.

Die Studie von Li et al. (2014) weist auf einen interessanten Zusammenhang zwischen der Bewertung von Einrichtungen der Langzeitpflege durch Bewohner und Angehörige (Bewertung der Erfahrungen der pflegerischen Versorgung) und bestimmten Indikatoren wie Dekubitus, Krankenhauseinweisungsrate und Moralitätsrate. In den Einrichtungen, in denen Bewohner und Angehörige diese mit entsprechend guten Werten beurteilten, schnitten diese in den genannten Indikatoren besser ab. Die Frage ist demzufolge, führen diese gut bewerteten Einrichtungen eine bessere Versorgung durch oder bieten sie eine patientenzentriertere Vorgehensweise an? In welcher Art und Weise kann dieser Zusammenhang erklärt werden? Abschließende Antworten liegen noch nicht vor, gleichwohl ist an diesen Ergebnissen zu erkennen, dass der Zusammenhang gewisser Faktoren auf die Outcomes pflegerischer Versorgung sehr vielfältig sind und noch nicht endgültig geklärt werden können.

Zusammenfassend kann formuliert werden, dass Angehörige wie auch Pflegebedürftige selbst einen anderen Fokus auf Qualität in der Pflege haben und vielmehr nicht fachliche Kriterien in den Vordergrund rücken. Es scheint den Angehörigen und Pflegebedürftigen leichter zu fallen, die Prozesse der Leistungserbringung bzw. die Dienstleistungs- und Servicequalität zu bewerten und in der Wirkung auf sich zu beziehen.

Relativ selten werden professionelle Pflegekräfte zu ihrer Perspektive von einer qualitativ hochwertigen pflegerischen Versorgung von älteren Menschen befragt.

Die Sichtweise, wie Pflegekräfte und Pflegefachkräfte Qualität in der Pflege beurteilen bzw. was sie unter Qualität in der Pflege verstehen und definieren, ist jedoch von hoher Relevanz, da sie an der Qualitätserbringung und somit an der Performanz der stationären Einrichtungen einen hohen Anteil haben. Es ist davon auszugehen, dass die Perspektive der Pflegekräfte in einem hohen Maße darüber bestimmt, welche Maßnahmen und Interventionen in welcher Intensität durchgeführt werden. Eine Studie aus Finnland (Isola et al. 2008) weist daraufhin, dass Pflegekräfte die physischen Bedarfe der Heimbewohner/innen als bedeutsam betrachten (z. B. Unterstützung in Körperpflege, in der Ernährungs- und Flüssigkeitszufuhr, Unterstützung in der Atmung, Mobilität usw.). In dieser Studie bewerteten die befragten Pflegekräfte ihre Fähigkeiten und Kompetenzen, die psychosozialen Bedarfe decken zu können, als weniger gut ein. Sie führen dies u. a. auf zu wenig Zeit zurück, die Gedanken, Emotionen, Erfahrungen usw. der älteren Menschen in Gesprächen nachgehen zu können. Dieser Befund zeigt auf, dass die psychosozialen Bedarfe zwar als relevant erachtet werden, aber aufgrund zeitlicher oder personeller Restriktionen zurückgesetzt werden. Burhans und Alligood (2010) analysieren aus ihrer Befragung folgende relevante Qualitätsmerkmale aus der Perspektive von Pflegefachkräften: „menschliche Bedarfe und Bedürfnisse erfüllen", „respektvolle Interaktionen", „Empathie" und „Anwaltschaft/Fürsprache übernehmen". Ein interessanter Befund an den Ergebnissen dieser Studie ist, dass die befragten Fachkräfte überwiegend nichtfachliche Aspekte als relevante Qualitätsmerkmale anführen. Die analysierten Kategorien bewegen sich überwiegend auf der Ebene psychosozialer Maßnahmen und Interventionen. In der Studie von Murphy (2007) werden als wesentliche Faktoren von Qualität pflegerischer Versorgung aus der Perspektive von befragten Pflegekräften betrachtet: „Unabhängigkeit und Autonomie fördern", „Häuslichkeit ähnliche soziale Umgebung schaffen", „Personenzentrierte Versorgung", „Person kennen", „qualifiziertes Personal" und „multidisziplinäre Ressourcen". Als qualitätsbehindernde Faktoren werden aus der Sicht der Pflegenden angeführt: „wenig Zweit und wenige Möglichkeiten", „Widerstand gegenüber Veränderungen" und „Gefangensein in der Routine". Die Faktoren „zu wenig Zeit" und „Personalmangel" werden auch in der Studie von Barba et al. (2011) als die größten Hindernisse für eine qualitativ hochwertige Pflege von befragten Pflegekräften angeführt.

Barba et al. (2011) analysieren in ihrer Studie, dass Pflegekräfte, die in der Langzeitpflege arbeiten, die Aspekte evidenzbasierte Versorgung, spezialisiert und fokussiert auf die Bedarfe der älteren Menschen, Förderung von Autonomie und Unabhängigkeit der älteren Menschen sowie kontinuierliche Versorgung über die Sektoren hinweg als bedeutsam für eine qualitativ hochwertige Pflege betrachten. Als größte Hindernisse für eine qualitativ hochwertige Pflege empfinden die befragten Pflegekräfte Personal- und Zeitmangel sowie Wissensdefizite bezüglich einer qualitativ hochwertigen Versorgung von älteren Menschen.

▶   Diese Befunde sind insofern interessant, als dass die Pflegekräfte ebenso wie die Familienangehörigen offensichtlich nicht einzelne klinische Indikatoren im Fokus einer qualitativ guten Pflege sehen, sondern eher umfassende Bereiche, für die kaum Indikatoren entwickelt sind.

Zum Teil scheinen die von den Pflegekräften aufgeführten Kriterien identisch mit den aufgelisteten der Angehörigen und Pflegebedürftigen zu sein. Zukünftig sollten weitere Untersuchungen zur Perspektive von Pflegekräften für eine qualitativ hochwertige Pflege älterer Menschen auch im deutschsprachigen Raum durchgeführt werden. Aber infrage gestellt werden muss zu diesem Zeitpunkt, aus welchen Gründen und wie die Dominanz der klinischen Bereiche in der Qualitätsmessung der pflegerischen Versorgung Einzug gehalten hat. Des Weiteren muss kritisch reflektiert werden, aus welchen Gründen die Perspektive der Pflegekräfte, der Angehörigen und der Pflegebedürftigen zu Qualität in der Pflege kaum Gehör findet und aus welchen Gründen wenig bis gar keine Indikatoren zu diesen als wichtig empfundenen Bereichen gebildet werden. Es scheint bspw. so, dass Pflegekräfte aufgrund von Aus-, Fort- und Weiterbildung in der Tat den Pflegebedürftigen sowie seine Bedarfe und Bedürfnisse als Schwerpunkt einer qualitativ hochwertigen pflegerischen Versorgung betrachten, aber durch Reformen, Reformmaßnahmen und politische Willensbildung die Pflegekräfte durch die Fokussierung auf klinische Outcomeindikatoren zu einer anderen Priorisierung gebracht werden, die weniger bewohnerorientiert, dafür mehr outcomeorieniert zu sein scheint.

Für die Qualitätserbringung heißen diese Erkenntnisse, dass Pflegekräfte in der direkten pflegerischen Situation im Kontext umweltlicher, zeitlicher und personeller Ressourcen über die Durchführung und das Angebot von Leistungen entscheiden. Sie können aus professioneller Perspektive relevante Qualitätsmerkmale identifizieren, diese werden aber ggf. aufgrund diverser limitierender Faktoren nicht angeboten oder durchgeführt. Damit sind die Pflegekräfte und Pflegefachkräfte in der Entwicklung und den Prozessen und Ergebnissen von Qualität elementar mitzudenken und einzuschließen. Für ein Modell eines Qualitätsverständnisses bzw. der Qualitätserbringung sind Kenntnisse von Qualitätsmerkmalen, behindernden oder förderlichen Faktoren von Qualität aus der Perspektive der Pflegekräfte und Pflegefachkräfte von Relevanz, um diese in das theoretische Modell angemessen einzubringen.

Angesichts der eher auf klinische Outcomeindikatoren fokussierte Qualitätsentwicklungs- und messmodelle schlagen Stadnyk et al. (2011) vor, Konzepte oder Vorgehensweisen in der Versorgung zu fördern, die die Kultur der pflegerischen Versorgung, chronische Krankheiten und Personalempowerment beachten. Gestärktes und unterstütztes Personal scheint positive Auswirkungen auf die Performanz und Qualität der Langzeitpflegeeinrichtungen zu haben und es trägt offensichtlich zu einer Lebensqualität der Bewohner bei. Sie fordern, bspw. ein „chronic disease model" in der stationären Langzeitpflege zugrunde zu legen, das Empowerment von Personal sowie die Prozesse der Versorgung mit den physischen, funktionalen und psychosozialen Ebenen der Bewohner zusammenbringt, um eine qualitativ hochwertige Versorgung zu erreichen.

▶   Dieser von Stadnyk et al. (2011) verfasste Kommentar unterstützt das Anliegen dieser Arbeit, das Phänomen Qualität in der Pflege auf eine breitere Basis zu entwickeln und nicht allein isolierte Outcomekriterien als relevant für Qualität in der Pflege zu betrachten. Es ist auch erforderlich zu wissen, wie diese Ergebnisse zustande kommen, welche Faktoren sich in der Qualitätsentwicklung gegenseitig beeinflussen und wie diese Einflüsse und Faktoren ggf. in der Entwicklung von Indikatoren zu berücksichtigen sind.

3.2   Einfluss von Management und Führungsstil auf die Qualität in der Pflege

Die Führungsstile der Managementebenen in der stationären Langzeitpflege (wie bspw. Pflegedirektoren) haben Untersuchungen zur Folge einen interaktiven Effekt auf die Qualität der Pflege (Castle und Decker 2011). So wirken sich eher konsensuale Führungsstile auf Qualitätsindikatoren wie bspw. „prozentualer Anteil von freiheitsentziehenden Maßnahmen", „prozentualer Anteil von Menschen mit moderaten bis schweren

Schmerzen", „prozentualer Anteil von Dekubitus" „prozentualer Anteil von transurethralen Dauerkathetern" in einem signifikanten Maße aus.

In der Studie von Havig et al. (2011) erweisen sich eher aufgabenbezogene und strukturierte Führungsstile als wirksam auf die Qualität in der Pflege. Die Autoren vermuten, dass dieser Einfluss mit der pro Schicht unterschiedlich zusammengesetzten Personalstruktur zusammenhängt und aus diesem Grunde Führungskräfte erforderlich sind, die die Aufgaben entsprechend ordnen und koordinieren. Tenkin-Greener et al. (2012) halten fest, dass Leitungsebenen direkt oder indirekt die Qualität der Arbeitsumgebung beeinflussen, indem sie die Beziehungen zwischen Personal sowie die Umgebungen fördern oder behindern oder durch effektives Verhalten aller Beteiligter steuern.[1]

Zukünftige Forschungsarbeiten sollten sich der Frage des Einflusses von Führungs-/Leitungsstilen auf die Qualitätserbringung in der Langzeitpflege widmen, da diese sehr wahrscheinlich die Prozesse der Leistungserbringung in einem erheblichen Maße beeinflussen. In Deutschland sind diese Fragen bislang nicht hinreichend oder umfassend untersucht oder in Fragen zu Qualität in der Pflege angemessen berücksichtigt.

3.3   Einfluss von Personalzusammensetzung, Arbeitsbedingungen und Umweltfaktoren auf Qualität in der Pflege

In der nationalen und internationalen Literaturlage liegen diverse Studien vor, die den Einfluss von Personal, Arbeitsbedingungen und Umweltfaktoren auf die Qualität der Pflege untersuchen.

---

[1]Im internationalen Raum sind einige Untersuchungen publiziert, die auf unterschiedlichen Ebenen den Einfluss von Führungsstilen auf die pflegerischen Berufsgruppen untersuchen (Zufriedenheit, Empowerment, Fluktuation) (z. B. Laschinger et al. 2009; Purdy et al. 2010). Es erscheint angebracht, diesen Zusammenhang auch in Deutschland zu thematisieren.

Als Qualität beeinflussende Faktoren werden bspw. identifiziert: Anzahl der Arbeitsstunden, Überstunden, Anzahl der Fachkräfte bzw. Pflegekraft-Bewohner-Verhältnis, Anzahl qualifizierte Fachkräfte über 24 h, Arbeitsbeziehungen zwischen Kollegen, positiv wahrgenommene Kommunikation zwischen Pflegefachkräften und Ärzten, Qualifikation und Erfahrungen der Pflegekräfte (Griffiths et al. 2014; Spilsbury et al. 2011, S. 732; Kim et al. 2009; Lin 2014; Stalpers et al. 2015; Dellefield et al. 2015).

Die Personalausstattung scheint der Literaturlage zur Folge die soziale Pflege und die Betreuung von Bewohnern stationärer Langzeitpflege zu beeinflussen. Die Personalzusammensetzung stellt eine wichtige strukturelle Komponente dar, die wiederum mit der Art der Finanzierung der Leistungen sowie der höheren Zahlungen bestimmt wird. Die Personalzusammensetzung und weitere organisatorische Faktoren haben offensichtlich eine Wirkung auf den Pflegeprozess, welche sehr wahrscheinlich die Outcomes beeinflusst. (Wiener 2003; Harrington et al. 2003; Unruh und Wan 2004; Kurtzmann 2010). Antwi und Bowblis (2016) arbeiten heraus, dass neben Pflegekraft-Patienten-Schlüssel, Personalmix auch die Personalfluktuation die Qualität und Performanz der Einrichtungen bedingt. So hat bspw. eine hohe Fluktuation einen Einfluss auf die Dekubitus- und Mortalitätsrate. Aus der Studie von Antwi und Bowlis (2016) kann folgende Erkenntnis gezogen werden: je höher die Fluktuationsrate, desto mehr Auswirkungen sind auf die Qualität in den Einrichtungen im Sinne einer Verschlechterung zu erkennen. Zu Zeiten der Finanzkrise war in den USA die Fluktuationsrate niedriger beim Pflegepersonal. Dieses Phänomen führte zu einer verbesserten Qualität in den untersuchten Bereichen.

Ein Zusammenhang zwischen Personalschlüssel und Qualität in der Pflege wird in der Übersichtsarbeit von Backhaus et al. (2014) als nicht konsistent in den Studien berichtet. Die Autoren reflektieren kritisch, dass ein mögliches Problem in den Annahmen der Studien liegen könnte, die vermutlich davon ausgehen, dass eine lineare Beziehung zwischen Qualität in der Pflege und Personalschlüssel vorliegt. Sehr wahrscheinlich kann nicht von einem derartigen linearen Zusammenhang ausgegangen werden. Ein anderer Grund könnte daran liegen, dass die Ergebnisindikatoren

für die Untersuchung dieser Beziehung nicht angemessen ausgewählt wurden. Nicht alle Qualitätsindikatoren erweisen sich als
pflegesensitiv und damit als geeignet, um einen Zusammenhang
zwischen Personalzusammensetzung und Qualität darzustellen.
Die Möglichkeit, dass der Zusammenhang von Personalschlüssel
auf Qualität in der Pflege als nicht linear betrachtet werden kann,
wird auch in der Publikation von Wan et al. (2010) diskutiert. Es
gibt Forschungshinweise darauf, dass bis zu einem gewissen Grad
eine Steigerung des Personalschlüssels zu einer Verbesserung der
Qualität und Effizienz führt und ab einem gewissen Grad keine
Wirkung mehr hat. Der Level liegt zwischen 50 % und 75 % des
Fachkräfteschlüssels in einer Einrichtung.

Der Literatur ist zu entnehmen, dass eine Beziehung besteht
zwischen Anzahl und Qualifikation des Pflegepersonals sowie
Outcomes bei den Bewohnern. Es gibt demnach eine Abhängigkeit zwischen Anzahl der Stunden, die qualifiziertes Personal
mit Bewohnern verbringt und festgestellten Defiziten in der
Pflege. Das heißt, je mehr Stunden qualifiziertes Personal mit
Bewohnern verbringt, desto weniger Defizite in der Pflege werden festgestellt. Schlechte Pflegequalität wie beispielsweise
„schnelle Nahrungsaufnahmen" oder „Nicht-Beantworten von
Klingeln in den Einrichtungen" sind auf eine unangemessene
Personalmenge zurückzuführen. Pflegeeinrichtungen mit einem
niedrigen Personalschlüssel scheinen eher eine defizitäre Pflege
zu erbringen (Wiener 2003).

Diese Erkenntnisse werden in den Ergebnissen von Hassen
und Arnetz (2011) reflektiert. Demgemäß nehmen die Kompetenzen und Fähigkeiten sowie Verhalten des Personals bei
pflegenden Angehörigen und Pflegeempfängern eine der wichtigsten Bedeutungen in der Beurteilung der Qualität von Pflege
im häuslichen und stationären Bereich ein. Daraus schließen
die Autoren, dass die Zufriedenheit der zu Pflegenden mit der
Qualität der Versorgung häufig stark von der Zufriedenheit mit
dem Personal beeinflusst wird. Dies bedeutet, dass das Verhalten
und die Kompetenzen des Pflegepersonals wichtige Faktoren
sind, die die Beurteilung der Qualität von Pflegeempfängern
und Angehörigen beeinflusst. Castle und Engberg (2007) untersuchen den Einfluss Personalzusammensetzung, Nutzung von

Leiharbeit, Stabilität des Personals und Fluktuation und kommt zu dem Schluss, dass diese einzelnen Faktoren sich unterschiedlich auf die Qualität in der Pflege auswirken Sie raten vor diesem Hintergrund, mehrere dieser Faktoren im Auge zu haben, wenn die Qualität in der Pflege verbessert werden soll. Sie regen weitere Studien an, um den Einfluss dieser Faktoren auf die Pflegequalität zu untersuchen.

Eine aktuelle Übersichtsarbeit von Castle (2012) bestätigt den Befund, dass das Verhältnis von registrierten Pflegenden auf Pflegehilfskräfte einen Einfluss auf die Qualität der Pflege hat. Jedoch liegen noch keine Erkenntnisse über die Stärke dieser Beziehung auf die Qualität in der Pflege vor. Seiner Ansicht nach sind weitere Studien erforderlich, die sich sowohl dieser Frage widmen als auch den Einfluss von Leiharbeit/Fremdarbeit auf die Qualität der Pflege widmen. Wan et al. (2010) betrachten den Personalschlüssel und die Personalzusammensetzung als strukturelles Element als so relevant, dass es aus ihrer Perspektive von anderen strukturellen Elementen getrennt werden sollte. Sie begründen dies damit, dass Personalschlüssel- und Personalzusammensetzung von anderen Organisationsfaktoren wie bspw. Trägerschaft, Finanzierung, Größe der Einrichtungen etc. beeinflusst werden. Darüber hinaus führen die Autoren aus, dass Organisationsfaktoren (z. B. Case Mix, Größe der Einrichtung, Trägerschaft) und Personalschlüssel und -zusammensetzung sich auf die Prozesse der Versorgung auswirken. Als weitere beeinflussende Komponenten auf die Qualität der Pflege nennen sie medizinische und rehabilitative und Versorgung durch andere Berufsgruppen außerhalb der Pflegeeinrichtungen, Markfaktoren und gesetzliche bzw. staatliche Regelungen.

Flynn et al. (2010) zeigen mit ihrer Studie, dass die praktischen Umgebungen von Einrichtungen und die Größe der Einrichtungen bis zu 25 % der Varianzen in Qualitätsdefiziten erklären können. Eine mehr pflegeunterstützende Umgebung führt zu besseren Ergebnissen beispielsweise in Dekubitusraten u.ä. Sie schlussfolgern aus ihrer Studie, dass Managemententscheidungen über die Rahmenbedingungen in der Pflege einen Einfluss auf Qualitätsindikatoren und deren Ergebnisse in den Einrichtungen haben. Zu diesen Maßnahmen zählen sie u. a. die

Integration von Pflegenden in Entscheidungen, Unterstützung einer kontinuierlichen Versorgung und die kontinuierlichen Fortbildungen für Pflegende.

Aber auch interpersonale kommunikative Kompetenzen und Fähigkeiten scheinen eine Rolle in der Qualität der pflegerischen Versorgung zu spielen. Die Ergebnisse der Qualitätsmessung sowie die Bewohnerzufriedenheit werden negativ beeinflusst, wenn diese Basiskompetenzen in Kommunikation nicht erreicht werden (Wan et al. 2010).

Im Beitrag von McGilton et al. (2016) wird deutlich, dass Aufgaben und Verantwortlichkeiten, wie z. B. Supervision von angelernten oder Hilfskräften durch Fachkräfte in der Pflege einen Qualitätsunterschied macht. Eine effektive Supervision durch Pflegefachkräfte ist assoziiert mit sechs Outcomes: Arbeitszufriedenheit der Pflegehilfskräfte, Fluktuation der Pflegehilfskräfte, Arbeitseffektivität der Pflegehilfskräfte, Klientenzufriedenheit und Entscheidungsfindung der Hilfskräfte und Arbeitsstress der Hilfskräfte. Unter einer effektiven Supervision bzw. Fachkraftsupervision wird bei McGilton et al. (2016) eine Pflegefachkraft verstanden, die die Richtung der Versorgung vorgibt sowie respektvoll, fair, unterstützend, empowernd und ermutigend ist.

Die Rolle, Funktion und Bedeutung von Fachkräften, die die Hilfskräfte supervidieren (im englischen Sinne Supervision) im Bereich der Langzeitpflege, scheint von hoher Bedeutung zu sein und wird auch von Chu et al. (2016) bestätigt.

In ähnlicher Weise wird in der Studie von Reichert und Stroka (2014) ein Zusammenhang zwischen höheren Vergütungsleistungen der Einrichtungen und geringeren Verschreibungsraten von Psychopharmaka und anderen Medikationen analysiert. Die Autoren vermuten, dass die Gabe von Psychopharmaka die pflegerische Unterversorgung durch Personalmangel kompensiert.

Darüber hinaus scheint der Einfluss von Angehörigen von Bedeutung zu sein. Wan et al. (2010) zur Folge erleben Heimbewohner weniger häufig Mortalität, Dekubitus, Dehydration und Harnwegsinfekte, wenn innerhalb des ersten Monats des Heimeinzuges sie von Angehörigen oder Freunden besucht werden.

3.4   Einfluss der politischen Entscheidungsträger, Gesetzgebung und Qualitätsprüfinstitutionen auf Qualität in der Pflege

Auch können politische Reformen wie eine Tendenz zur Privatisierung und Förderung von Wettbewerb von pflegerischer Langzeitpflege die Qualität beeinflussen. So untersuchen Forder und Allan (2014) die Auswirkungen von Wettbewerb und Preise auf Einrichtungen stationärer Langzeitpflege in England und kommen zu dem Ergebnis, dass dieser für die Qualität nicht förderlich ist, da die Einrichtungen mehr an die entstehenden Kosten oder an der Einhaltung der minimal geforderten Qualitätsstandards interessiert sind als an einer möglicherweise kostenintensiveren Verbesserung der Qualität. Auch Zhaou (2016) kommt bei einer ähnlichen Untersuchung zur Frage des Wettbewerbes und Informationen und die Wirkung auf die Qualität der Langzeitpflege in den USA nicht zu überzeugenden Ergebnissen. Zunächst können in der Studie weder eindeutig positive noch negative Wirkungen des Wettbewerbes auf Pflegequalität festgestellt werden. Dieser scheint sich in den USA zu erhöhen, je mehr Verbraucher über die Qualitätsergebnisse informiert werden. Ein weiteres Ergebnis dieser Untersuchung ist, dass es möglicherweise schädlich sein kann, wenn bestimmte Ergebnisse der Qualitätsmessung belohnt werden. Diese gehen möglicherweise zulasten anderer Bereiche, die nicht finanziell unterstützt werden. Die Leistungserbringer neigen dann dazu, die Ressourcen in die Bereiche zu verlegen, die entsprechend in den Qualitätsergebnissen honoriert werden.

Es ist unbestreitbar, dass ähnliche Untersuchungen auch in Deutschland benötigt werden, da die Ergebnisse aus anderen Ländern aufgrund unterschiedlicher Finanzierungsmöglichkeiten nicht kritiklos übertragen werden können. Aber die Tatsache, dass immer mehr internationale Investoren mit einem hohen Interesse an Rendite Einrichtungen der Langzeitpflege übernehmen, lassen vermuten, dass eine möglichst hohe Qualität der Einrichtungen nicht das primäre Interesse darstellt. Es werden in Deutschland dringend Untersuchungen benötigt, die diese Auswirkungen systematisch eruieren. Aber diese Studien aus dem internationalen Raum geben Hinweise darauf, dass Wettbewerb und Privatisierung in irgendeiner Form Auswirkungen auf die Qualität der pflegerischen Versorgung haben. Aus diesem Grunde wird dieser Aspekt in die Diskussion und die Theorieentwicklung dieser Arbeit gebracht.

Die Resultate einer Studie von Kjos und Havig (2016) in norwegischen Einrichtungen der stationären Langzeitpflege zeigen, dass der Level an physischen und sozialen Aktivitäten im Vergleich zur allgemeinen pflegerischen Versorgung niedrig ist. Die Autoren der Studie schlussfolgern, dass die politischen Entscheidungsträger mit ihren Maßnahmen und Reformen wenig dazu beigetragen haben, die soziale und physische Aktivierung zu erhöhen. Ähnliche Auswirkungen werden sehr wahrscheinlich auch die bundesdeutschen Reformen im SGB XI auf die pflegerische Versorgung in der Langzeitpflege haben. Die Betonung von Outcomeindikatoren v. a. im Bereich der klinischen und direkten Versorgung mit dem Fokus auf defizitäre Ereignisse werden die Einrichtungen auf diese konzentrieren und sehr wahrscheinlich andere Bereiche vernachlässigen lassen.

Die Rahmenbedingungen und Zusammenhänge bestimmter Strukturbedingungen beeinflussen die Ergebnisse der Pflegequalität jedoch nicht alleine, sondern auch Konzepte der Messungen (theoretische und empirische Grundlagen), Institutionen und Personen, die die Messungen durchführen und dafür verantwortlich sind sowie auch die Messinstrumente, die zugrunde gelegt werden. Diese Ebenen haben Castle und Ferguson (2010) in einer kritischen Publikation miteinander verbunden und zur Diskussion gestellt. Des Weiteren ist zu berücksichtigen, dass die Anwendung eines Messinstrumentes für alle geprüften Einrichtungen in der Pflege gemeinsame konzeptuelle Grundlagen und ein gemeinsames Verständnis von Qualität voraussetzt (Mor et al. 2003). Dieses wird jedoch bei unterschiedlicher Verantwortlichkeit für Qualitätsmessungen und -berichterstattungen sehr wahrscheinlich nicht der Fall sein.

3.5   Zwischenfazit

Es kann zusammengefasst werden, dass Qualität in der Pflege von diversen Faktoren beeinflusst wird: Personal (Zusammensetzung, Qualifikation, Skillmix etc.), Charakteristika der Bewohner, Angehörige, Umweltfaktoren (interne und externe), Führungsstil usw.. Aus der Forschungslage ist die Erkenntnis zu ziehen, dass bspw. soziale, umweltliche, finanzielle, strukturelle und weitere Faktoren die Qualität in der Pflege bzw. die Performanz in den Einrichtungen der Langzeitpflege beeinflussen, aber das Ausmaß und die Stärke dieser beeinflussenden Elemente ist noch nicht bekannt.[2] So kann bspw. nicht einheitlich angegeben werden, wie der Personalschlüssel ausgestaltet werden muss, um eine optimale Qualität zu erhalten.

Aber es wird deutlich, dass der bislang dominierende lineare Ansatz im Verständnis von Qualität, der von Donabedian's Struktur-, Prozess- und Ergebnisqualität ausgeht, nicht haltbar ist. Diese Befunde der skizzierten Studien weisen darauf hin, dass das Erreichen von hoher Qualität eher systemisch bzw. umfassend gedacht werden muss. Qualität in der Pflege hängt offensichtlich von diversen Faktoren, Gruppen und Ebenen ab, die sich gegenseitig beeinflussen. Die einseitige Fokussierung auf klinische Outcomeindikatoren, ohne Wissen, wie die Ergebnisse zustande kommen und von welchen Faktoren sie beeinflusst werden, begünstigen einen sehr engen Blick auf die

---

[2]So verweisen Wan et al. (2010) darauf, dass die Qualität der pflegerischen Versorgung in den Einrichtungen typischerweise konsistent ist. D. h., sie verändert sich nur wenig über einen längeren Zeitraum. Einrichtungen, die eine schlechte Qualität zeigen, verbessern diese in aller Regel nicht wesentlich und Einrichtungen mit hoher Qualität verbleiben auch eher im oberen Bereich der Qualitätsmessungen. Ganz offensichtlich scheinen regionale Faktoren, Lage der Einrichtungen (auch Stadt, Land), durchschnittliches Alter der Bewohner und weitere Kontextvariablen eine Erklärung für dieses Phänomen zu bieten. In den USA kann bspw. gezeigt werden, dass Zugehörigkeit zu einer Ethnie Einfluss auf die Qualität der pflegerischen Versorgung hat. So werden bspw. Afro-Amerikaner häufiger in Pflegeheimen mit schlechter Pflegequalität eingewiesen.

pflegerische Versorgung. Darüber hinaus werden mit dieser Eng-führung wenig Möglichkeiten gegeben zu eruieren, an welchen Stellschrauben gedreht werden muss, um die Qualität zu ver-bessern. Ein schlechtes Ergebnis in bestimmten Indikatoren mit einer einseitigen Fokussierung auf die Verantwortlichkeit des Personals in der direkten pflegerischen Versorgung wird dazu führen, dass ggf. eine weitere Demoralisierung und ein höheres moralischen Distress-Empfinden beim Personal erzeugt wird, da diese die Prozesse der Versorgung aufgrund umweltlicher, sozia-ler und weiterer Rahmenbedingungen die Qualität nicht wei-ter verändern können. Für eine Verbesserung der pflegerischen Qualität in der Langzeitpflege ist erforderlich, das Gesamtsystem mit den internen und externen Faktoren zu betrachten. Diese bis-lang einseitige Sichtweise und Verwendung eines linearen Quali-tätsmodells wird auf Dauer sehr wahrscheinlich nicht zu einer realen Verbesserung der Qualität in den diversen Bereichen und Dimensionen führen.

Literatur

Antwi YA, Bowblis JR (2016) The impact von nurse turnover on quality of care and mortality in nursing homes: evidence from the great depression. W.E. Upjohn Institute For Employment Research

Backhaus R et al (2014) Nurse staffing impact on quality of care in nursing homes: a systematic review of longitudinal studies. JAMDA 15:383–393

Barba BE et al (2011) Quality geriatric care perceived by nurses in long-term and acute care settings. J Clin Nurs 21:833–840

Burhans LM, Allligood MR (2010) Quality nursing care in the words of nurses. J Adv Nurs 66(8):1689–1697

Castle NG (2012) Reviewing the evidence base for nurse staffing and quality of care in nursing homes. Evid Based Nurs 15:23–24

Castle NG, Decker FH (2011) Top management leadership style and quality of care in nursing homes. Gerontologist 51(5):630–642

Castle NG, Engberg J (2007) The influence of staffing characteristics on quality of care in nursing homes. Health Serv Res 42(5):1822–1847

Castle NG, Ferguson JC (2010) What is nursing home quality and how is it measured? Gerontologist 50(4):426–442

Chu CH et al (2016) An integrative review of the structures and processes related to nurse supervisory performance in long-term-care. Evid Rev 13(6):411–419

Dellefield ME et al (2015) The relationship between registered nurses and nursing home quality. Nurs Econ 33(2):95–108

Flynn L et al (2010) Effects of nursing practice environments on quality outcomes in nursing homes. J Am Geriat Soc 58(12):2401–2406

Forder J, Allan S (2014) The impact of competition on quality and prices in the English care homes market. doi: https://doi.org/10.1016/j.jhealeco.2013.11.010. J Health Econ 34:73–83

Geraedts M et al (2011) Beurteilungskriterien für die Auswahl einer Einrichtung. In: Böcken J et al (Hrsg) Gesundheitsmonitor 2011. BertelsmannStiftung, Gütersloh, S 155–172

Görres S et al (2017) Modellhafte Pilotierung von Indikatoren in der stationären Pflege (MoPiPP) (SV 15–095). Abschlussbericht zum Forschungsbericht. Bremen. https://www.gkv-spitzenverband.de/media/dokumente/pflegeversicherung/qualitaet_in_der_pflege/indikatoren/20170320_Erganzt_Abschlussbericht_MoPIP_Universitat_Bremen.pdf

Griffiths P et al (2014) Nurses' shift length and overtime work in 12 European Countries. The association with perceived quality of care and patient safety. Med Care 52(11):975–981

Harrington C et al (2003) Designing a report card for nursing facilities: what information is needed and why. Gerontologist 43(Special Issue II):47–57

Hasson H, Arnetz JE (2011) Care recipients'and family members'perceptions of quality of life of older people care: a comparison of home-based care and nursing homes. J Clin Nurs 20:1423–1435

Havig AK et al (2011) Leadership, staffing and quality of care in nursing homes. BMC Health Serv Res 11(1):327

Isola A (2008) Quality of institutional care of older people as evaluated by nursing staff. J Clin Nurs 17:2480–2489

Kajonuius PJ, Kazemi A (2016) Structure and process quality as predictors of satisfaction with elderly care. Health Soc Care Community 24(6):699–707

Kim H et al (2009) Registered nurse staffing mix and quality of care in nursing homes: a longitudinal analysis. Gerontologist 49(1):81–90

Kjos BO, Havig AK (2016) An examination of quality of care in Norwegian nursing homes – a change to more activities? Scand J Caring Sci 30(2):330–339

Kurtzmann ET (2010) A transparency and accountability framework for high-value inpatient nursing care. Nurs Econ 28(5):295–306

Kvist T et al (2014) The relationship between patients' perceptions of care quality and three factors: nursing staff job satisfaction, organizational characteristics and patient age. BMC Health Serv Res 14(1):466

Laschinger HK et al (2009) Workplace environment, incivility, and burnout: impact on staff nurse recruitment and retention outcomes. J Nurs Manag 17:302–311

Li Y et al (2014) Associations between family rating on experience with care and clinical quality-of-care measures for nursing home residents. Med Care Res 73(1):63–84

Lin H (2014) Revisiting the relationship between nurse staffing and quality of care in nursing homes: an instrumental variables approach. Health Econ 37:13–24

McGilton KM et al (2016) Outcomes related to effective nurse supervision in long-term care homes: an integrative review. J Nurs Manag 24:1007–1026

Mor V et al (2003) The quality of quality measurement in U.S. nursing homes. Gerontologist 43(Special Issue II):37–46

Murphy K et al (2007) Nurses' perceptions of quality and the factors that affect quality care of older people living in long-term care settings in Ireland. J Clin Nurs 16:873–884

Purdy N et al (2010) Effects of work environments on nurse and patient outcomes. J Nurs Manag 18:901–913

Reichert AR, Stroka MA (2014) Nursing home prices and quality of care – evidence form administrative data. RUHR Economic Papers #470. RUB, RWI

Stadnyk RL et al (2011) Improving quality of care in nursing homes: what works? CMAJ 183(11):1238–1239

Stalpers D et al (2015) Associations between characteristics of the nurse work environment and five nurse-sensitive patient outcomes in hospitals: a systematic review of literature. Int J Nurs Stud 52:817–835

Spilsbury K et al (2011) The relationship between nurse staffing and quality of care in nursing homes: a systematic review. Int J Nurs Stud 48:732–750

Tenkin-Greener H (2012) Nursing home environment and the risk of pressure ulcers and incontinence. Health Serv Res 47(3 Part I):1179–1200

Tolson E et al (2014) Editorial. Quality of life and care in the nursing home. JAMDA 15:154–157

Unruh L, Wan TT (2004) A systems framework for evaluating nursing care quality in nursing homes. J Med Syst 28(2):197–214

Vinsnens AG et al (2011) Quality of Care in Norwegian nursing homes – typology of family perceptions. J Clin Nurs 21:243–254

Wan TTH et al (2010) Improving the quality of care in nursing homes. An evidence-based approach. The John Hopkins University Press, Baltimore

Wiener JM (2003) An assessment of strategies for improving quality of care in nursing homes. Gerontologist 43(2):19–27

Zhaou X (2016) Competition, information, and quality: evidence from nursing homes. J Econ 49:136–152

Darstellung der Vorarbeit „heuristisches Qualitätsmodell"

4

Inhaltsverzeichnis

In den Jahren 2013 (Hasseler et al. 2015) und 2015 (Hasseler et al. 2015) wurden vorbereitende Arbeiten für ein theoriegeleitetes Qualitätsmodell in der Pflege durchgeführt. In diesen Arbeiten werden auf der Grundlage von umfangreichen Literaturrecherchen die Diskussionslage zum Qualitätsbegriff wie auch zur wissenschaftlichen Grundlagen der im internationalen Raum vorhandenen Indikatoren dargelegt. In der Arbeit aus dem Jahr 2013 wird insbesondere deutlich, dass ein Erklärungsrahmen für Zusammenhänge und Hintergründe von Indikatoren in der Pflege fehlt. Ein theoretischer Bezugsrahmen berücksichtigt jedoch, dass die Performanz der Einrichtungen und die Erreichung von Ergebnissen von unterschiedlichen Faktoren wie personalen, soziokulturellen, professionellen, physischen und sozialen Faktoren abhängt. Ein entsprechend entwickelter theoretischer Rahmen ermöglicht in der Folge eine systematische Ableitung von Indikatoren, die in einem begründeten (Pflege-)Verständnis und einer systematischen Festlegung von Indikatoren eingebettet ist (Hasseler et al. 2013). Darüber hinaus wurde offensichtlich, dass der „Begriff" Indikator

© Springer-Verlag GmbH Deutschland, ein Teil von Springer
Nature 2019
M. Hasseler, *Qualitätsmessung in der Pflege*,
https://doi.org/10.1007/978-3-662-58022-6_4

in den Publikationen unkritisch, fachlich nicht angemessen und inflationär benutzt wird. In den Publikationen zu Indikatoren in der Pflege beziehen sich die einzelnen Autoren oftmals wenig reflektiert aufeinander. Eine kritische Betrachtung oder Analyse der gefundenen Indikatoren fehlt in aller Regel (Hasseler et al. 2013). Nicht immer findet sich unter dem Begriff „Indikator" der Inhalt und die Grundlage, die wissenschaftlich-systematisch unter „Indikator" verstanden und subsumiert wird. (Abschn. 2.2.1).

4.1   Kennzeichen/Merkmale – Kriterien – Indikatoren

In aller Regel liegt kein systematisch entwickeltes Qualitätsverständnis vor, aus dem sich ableiten lässt, welche Qualitätsbereiche der pflegerischen Versorgung aus welchen Gründen abgeleitet wurden. Es wird vielfach nicht deutlich, auf welche Kennzeichen/Merkmale sich die bisher entwickelten Indikatoren beziehen und welche Anforderungsniveaus erfüllt werden sollen. Der Einfluss anderer Faktoren auf die Performanz der pflegerischen Versorgung wird nicht angemessen berücksichtigt. Im Jahr 2015 wurde im Auftrag des GKV-SV ein wissenschaftlich basiertes Qualitätsverständnis entwickelt, das überwiegend auf die Begrifflichkeiten Kennzeichen/Merkmale, Kriterien und Indikatoren beruht. Aufgrund der in Abschn. 2.2 dargestellten abstrakten Definition von Qualität und der von Benes und Groh (2011) formulierten Darstellung von Qualität als eine Ansammlung von Merkmalen eines Phänomens, die beurteilt werden müssen, erscheint es sinnvoll, sich Gedanken darüber zu machen, welche Bedeutung Merkmale in der Qualitätsbeurteilung haben und wie angemessen Beurteilungskriterien abgeleitet werden können. Es wird in Abschn. 2.2 deutlich, dass Merkmale in den abstrakten Definitionen von Qualität eine große Rolle spielen, die dann über Kriterien und darauf basierenden Indikatoren beurteilt werden. Bisherige Definitionen von Qualität in der Pflege fokussieren Kennzeichen/Merkmale, die bestimmte Ziele (Kriterien) erfüllen müsse. Diese Zielerfüllungen werden über sinnvolle Indikatoren gemessen Tab. 4.1. stellt diesen Zusammenhang übersichtlich dar:

Tab. 4.1 Begrifflichkeiten für Kennzeichen/Merkmale, Kriterien und Indikatoren. (Eigene Darstellung)

Begriffe/Quellen	Kennzeichen/ Merkmale	Kriterien	Indikatoren
EN ISO 9000 – 2005	Merkmale	Anforderungen	Grad
Seghezzi et al. (2007)	Beschaffenheit	Bedürfnisse	-
Donabedian (1966)	Pflege- [tätigkeiten]	Zuvor formulierte Pflegeziele	Grad
Joint Commission	Pflege- [tätigkeiten]	Gewünschte Ziele	Grad
Kämmer (1998)	Geleistete Pflege	Erwartungen	Grad

Mit anderen Worten: Die inhaltliche Darstellung von Qualitäts-vorstellungen erfolgt demgemäß über **Kennzeichen/Merkmale.** Die inhaltliche Darstellung von Qualitätsvorstellungen erfolgt über Kennzeichen/Merkmale. Sie beschreiben einen Gegenstand und können in der Definition von Qualitätsvorstellungen in eine Hierarchisierung bzw. Taxonomie überführt werden. D. h., es liegen Kennzeichen/Merkmale innerhalb einer auf theoretischen und wissenschaftlichen Grundlagen hergeleiteten Kennzeichen/ Merkmalsbeschreibung vor, die den Bereich bzw. den Gegenstand prägnanter darstellen als andere, die eher randständig den Gegen-stand/Bereich beschreiben. Darüber hinaus ist Qualität nichts Absolutes, da es sich beim Begriff Qualität um eine Vielzahl von Kennzeichen/Merkmalen und Eigenschaften handelt, die einem ständigen Wechsel unterworfen sind. Die Kennzeichen/Merkmale und Eigenschaften beziehen sich auf gegebene Erfordernisse und/ oder auf vorgegebene Forderungen. Erst in der Summe einzel-ner Forderungen ergibt sich folglich Qualität (Benes und Groh 2011). Auf der Suche nach geeigneten Kennzeichen/Merkmalen wird es somit keine abschließenden Auflistungen geben können. Auch ist nicht jedes Kennzeichen/Merkmal für die Prüfung und Berichterstattung von Qualität geeignet, da nicht alle in geeigneter Weise die Performanz der Einrichtungen der Langzeitpflege dar-stellen. Für die Beurteilung von Qualitätskennzeichen/Merkmalen ist erforderlich, Anforderungen, Erfordernisse oder Erwartungen festzulegen (Hasseler und Fünfstück 2015).

Kriterien sind als Eigenschaften zu verstehen, deren Erfüllung als Voraussetzung einer qualitativ hochwertigen Versorgung im Gesundheitswesen erwartet wird (Geraedts et al. 2002). Nach Donabedian (1980) sind „Kriterien […] zählbar und messbar und dienen der Evaluation der Qualität". Für die Kriterien wird eine Anforderung bzw. Ziel-Vorgabe festgelegt, die in der Qualitätsprüfung erfüllt werden soll. An dieser Vorgabe gilt die Orientierung, ob das Kriterium mit „ja, erfüllt", „nein, nicht erfüllt" oder ggf. „teilweise erfüllt" beurteilt werden kann. Um das Kriterium anhand einer Messung beurteilen zu können, muss ein Maß und ein Messinstrument vorliegen. Nur über ein Maß kann das Kriterium differenziert eingeschätzt werden. Die Maßeinheiten, die die Angabe eines erreichten Grads bzw. Niveaus ermöglichen, sind die Indikatoren, die zu jedem Kriterium notwendig sind und wie die Merkmale und Kriterien theoriefundiert und möglichst Evidenz basiert ermittelt werden müssen.

Kennzeichen/Merkmale von Qualität in der Pflege werden demgemäß auf der Grundlage von Kriterien beurteilt. Auch bei den Kriterien ist eine Mehrdimensionalität zu konstatieren, da die Anforderungen durch die „verschiedenen interessierten Parteien" sehr heterogen ausfallen können. Im Bereich der Langzeitpflege sind als Interessengruppen u. a. die Leistungsempfänger, die Pflege(fach)kräfte, das Einrichtungsmanagement, Träger, Behörden usw. zu nehmen. Für die Bestimmung, ob ein Kriterium erfüllt, nicht erfüllt oder nur teilweise erfüllt wurde, müssen wiederum ein Maß und ein Messinstrument vorliegen, da nur über ein Maß das Kriterium differenziert eingeschätzt werden kann. Dafür sind theoriefundierte und auf Evidenz basierte entwickelte Indikatoren erforderlich, die den zu erreichenden Grad bzw. das zu erreichende Niveau als Maßeinheiten angeben.

Qualitätsindikatoren sind in aller Regel quantitative Messungen und Ergebnisse, die die professionelle pflegerische Versorgung darstellen. Sie unterstützen ein Monitoring in der pflegerischen Versorgung und eine Evaluation in Bereichen, die für die Maßnahmen in der Pflege relevant sind (Nakrem et al. 2009).

Prinzipiell sollten Indikatoren im Zusammenhang mit Qualitätsprüfungen und Qualitätsberichterstattung eine Bewertung der Performanz von gesundheits- bzw. pflegebezogenen Prozessen und Ergebnissen ermöglichen (Mainz 2003).

Eine allgemeine Anforderung an Qualitätsindikatoren besteht darin, dass ein Sollwert die Beurteilung des Indikators ermöglicht. Der Vergleich des Ist-Wertes mit einem Sollwert bildet die Basis der Qualitätsbeurteilung (Seghezzi et al. 2007). In der Qualitätsbeurteilung wird demzufolge der Zielerreichungsgrad hinsichtlich im Vorfeld definierter Sollwerte überprüft, um auf diesem Wege die Qualität in dem Versorgungsbereich darzustellen (Geraedts et al. 2002). Es ist nicht möglich, ohne die Bestimmung eines Sollwertes zu bewerten, wann eine Leistung eine Qualität erfüllt (Elsbernd et al. 2010). In diesem Sinne kommt Indikatoren eine Steuerungsfunktion insofern zu, als dass sie überprüfen, ob Anforderungen auf den Ebenen der Strukturen, Prozesse und Ergebnisse auf der Basis von vorab formulierten Qualitätszielen bzw. Sollwerten erreicht werden (Elsbernd et al. 2010). Dabei geht es bei diesem Vergleich nicht darum, dass die Ist-Werte möglichst nah an die Sollwerte heranreichen. Die Sollwerte stellen vielmehr einen Mindeststandard dar, die die Ist-Werte im Idealfall übersteigen (Henkel 2008). Die Beurteilung der Qualität anhand eines Ist-Soll-Vergleichs kann produkt- oder leistungsbezogen konzipiert und durch die Einbeziehung von objektiv bestimm- und messbaren Leistungseigenschaften realisiert werden.

Es bleibt aber festzuhalten: Können aufgrund fehlender Referenzwerte und wissenschaftlich-systematischer Erkenntnisse keine Sollwerte formuliert werden, so ist die Entwicklung eines Indikators nicht möglich. In diesem Falle bleibt die Qualitätsbeurteilung auf der Ebene der Kriterien (Hasseler und Fünfstück 2012).

Die in der Literatur publizierten Definitionen zu Qualität in der Pflege sind sehr allgemein und geben keine Hinweise auf Ausgestaltung sowie Entwicklung von Qualitätsprüfsystemen und -berichterstattungen. Es ist erforderlich, diese inhaltlich zu füllen. Als bedeutsame Begriffe aus den in diesem Kapitel aufgeführten Definitionen können Kennzeichen/Merkmale, Kriterien und Indikatoren extrahiert werden. Dieser Dreiklang der drei Begriffe impliziert, dass für die Entwicklung eines theoretisch-konzeptionellen Qualitätsverständnisses in einem ersten Schritt geeignete Kennzeichen/Merkmale pflegerischer Versorgung zu definieren sind. Auf dieser Grundlage werden bzw. sollten in weiteren Prozessen angemessene Kriterien und Indikatoren entwickelt werden.[1]

Aus Abschn. 2.2 kann entnommen werden, dass es an einem eigenständigen theoriefundierten Verständnis von Qualität fehlt. Bisher entwickelte Kriterien und Indikatoren zur Messung der Qualität in der Pflege sind im deutschsprachigen Raum überwiegend ohne theoretische Grundlagen entwickelt und umgesetzt worden. Vor diesem Hintergrund bleiben Fragen hinsichtlich erreichter Qualität und Performanz in den Einrichtungen pflegerischer Versorgung offen.

▶ Es kann jedoch konstatiert werden, dass an die Kriterien und Indikatoren zur Messung der Struktur-, Prozess- und Ergebnisqualität in der pflegerischen Versorgung wissenschaftliche, fachliche und gesetzliche Anforderungen zu stellen sind. Bei einem theoriefundierten bzw. wissenschaftlich hergeleiteten Verständnis geht es dabei um eine systematische Herleitung der Kennzeichen/Merkmale, die in einem begründeten Qualitätsverständnis und einer inhaltlichen Festlegung eingebettet sind. Mit einem systematischen Verständnis von Qualität in der Pflege wird die Möglichkeit genutzt, dass der komplexe und spezifische Versorgungs- und Betreuungsprozess sowie das Ergebnis der pflegerischen und betreuerischen Versorgung der hilfe- und pflegebedürftigen Menschen beurteilt werden kann.

---

[1]Die weiteren Schritte sehen wie folgt aus: Basierend auf den hergeleiteten Kennzeichen/Merkmalen pflegerischer Versorgung werden Anforderungsniveaus festgelegt, die erreicht werden müssen, um eine ausreichende Qualität vorweisen zu können (Kriterien). Anschließend werden geeignete Messskalen/Instrumente zur Überprüfung des Erreichungsgrades der Anforderungsniveaus entwickelt.

Aus der in Abschn. 2.2 und in diesem Kapitel geführten Diskussion wird folgender Vorschlag für eine Definition des Begriffes Qualität in der Pflege formuliert:

> Qualität in der Pflege bzw. Pflegequalität entsteht dann, wenn Kennzeichen/Merkmale der pflegerischen Versorgung ein im Vorfeld definiertes Niveau erreichen, welches sich an den Bedürfnissen und Bedarfen der relevanten beteiligten Gruppen (Klienten, Bewohner, Berufsgruppen, Träger u.a.) messen lässt. Die Qualität in der Pflege wird messbar, wenn zu den Merkmalen der pflegerischen Versorgung Kriterien definiert worden sind, die anhand von evidenzbasierten Indikatoren Rückschlüsse auf das Erreichen von Sollwerten zulassen (Hasseler und Fünfstück 2015, S. 369).

4.2   Heuristisches Qualitätsmodell

Im Jahr 2015 wurde in Hasseler et al. (2016) ein heuristisches Qualitätsmodell vorgestellt, das auf dem Quality Health Outcomes Modell nach Mitchell et al. (1998, 2004) beruht.[2] Zu diesem Zeitpunkt stellte es das einzige Qualitätsmodell dar, das die Dynamik und die Systemgrundlagen in der Qualitätserbringung und –erzeugung in der pflegerischen Versorgung berücksichtigte. Des Weiteren stellt es in Rechnung, dass das System (bestehend aus Individuen, Organisation und Gruppen) die Interventionen und die Klienten sowie die Ergebnisse und diese wiederum das System (und deren Unterkomponenten) beeinflussen. Es baut auf einer Kritik an der Linearität von Donabedian's Modell auf und postuliert, dass es geeignet ist, um a) die Entwicklung von Datenbanken relevant für die Verbesserung von Qualität und Outcome Management zu ermöglichen, b) Schlüsselvariablen für die klinische Interventionsforschung zu liefern

---

[2]Die erste Version dieses heuristischen Qualitätsmodells wurde in der Expertise zu Qualitätsindikatoren in der ambulanten Pflege von Hasseler, Görres und Fünfstück (2013) zur Diskussion gestellt. Dieses heuristische Qualitätsmodell wurde für eine systematische Recherche von Indikatoren in der ambulanten Pflege entwickelt. Das Kennzeichen heuristischer Modelle ist, dass sie weiterentwickelt werden können und sollten.

und c) einen Rahmen für die Outcomeforschung und das Out-
comemanagement zu bieten. Sie formulieren in einem Satz,
dass ihr Modell auf dem Holzemer „structure-process-outco-
me"-Modell beruht und in dem Sinne ausgeweitet wird, dass
sich die Elemente gegenseitig beeinflussen. Diesem Modell zur
Folge beeinflussen die Effekte das System und die Klientencharakteristika. Als eine weitere Hypothese wird angenommen,
dass keine Einzelintervention allein durch das System oder
dem Klienten beeinflusst wird. Interventionen haben keinen
unabhängigen direkten Effekt, sondern werden durch die Klien-
ten- oder Systemcharakteristika in der Wirkung modifiziert. Die
traditionellen Elemente der Strukturqualität werden als Teil des
Elements „System" gemessen. Die Prozesse können direkt als
spezifische Interventionen oder Systemprozesse gemessen werden (Abb. 4.1) (Mitchell et al. 1998; Mitchell und Lang 2004;
Mitchell 2008). Die Autoren nehmen für sich in Anspruch, dass
dieses Modell eine praktische Leitlinie oder Richtungsvorgabe
darstellt, um die klinischen, sozialen und organisatorischen
Outcomes für das akute und gemeindenahe Setting darstellen.
Es stellt demnach ein Beispiel für eine „Balanced Scorecard-
Annäherung" dar, das die unterschiedlichen Perspektiven der

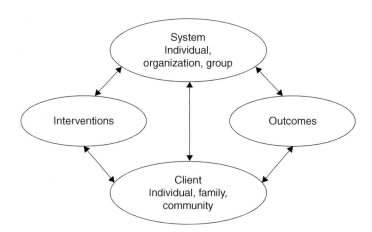

Abb. 4.1 Quality Health Outcomes Modell. (Mitchell et al. 2004)

Verbraucher, Anbieter, der Managementebene und der Kostenträger darstellt (Mitchell und Lang 2004).

Die Elemente des Modells werden wie folgt begrifflich eingegrenzt (Hasseler et al. 2016, S. 17 f.):

- Unter **Systemcharakteristika** werden in diesem Modell traditionelle und strukturelle Elemente verstanden. Dazu gehören bspw. die Institution bzw. die Organisation, die Größe, die Trägerschaft, der Skillmix des Personals, demografische Charakteristika der Klienten und technologische Ausstattung der Einrichtungen und Dienste.
- Unter **Interaktionen** werden in diesem Modell alle direkten und indirekten klinischen Prozesse subsumiert. Für die Langzeitpflege führen die Autoren aus:
- *„Thus, one might expect in a long-term care setting that the effectiveness of a nursing intervention, such as self-care in dressing, will depend on both the self-care technique and the work group interactions and unit level processes used by nurse assistants delivering the intervention"* (Mitchell et al. 1998, S. 44).
- Dieses Zitat verdeutlicht, dass Interventionen in der pflegerischen Versorgung sowohl von Strukturen wie von Prozessen abhängig sind und die Qualität dementsprechend beeinflussen.
- Unter **Klientencharakteristika** ordnen die Autoren bspw. die Gesundheit, die demografischen Daten, Morbidität und weitere Faktoren ein. Das heißt, darunter fallen alle Faktoren, die die Klienten mit in die Versorgung einbringen. Die Autoren betonen, dass diese direkt die Ergebnisse der Interventionen beeinflussen (Mitchell et al. 1998).
- Mitchell et al. (1998) betonen, dass **Ergebnisse (Outcomes)** mit Bezug zu den Effekten von Gesundheitsproblemen von großer Relevanz sind für die Entwicklung und Messung von Pflegeinterventionen und Wohlbefinden der Patienten. Sie schlagen vor, dass entsprechende Messinstrumente zur Messung von Qualität sowohl Strukturen und Prozesse wie auch funktionale, soziale, psychische wie physische Aspekte umfassen sollten. Die Ergebnismessungen sollten für die fünf folgenden Bereiche operationalisiert werden: Erreichung einer

angemessenen Selbstpflege/-versorgung, Zeigen von gesund-
heitsförderlichen Verhalten, gesundheitsbezogene Lebensqualität, Wahrnehmung, dass gut für einen gesorgt wird und
Symptommanagement. Des Weiteren sollten nach Ansicht
der Autoren Ergebnisse in den Bereichen Sterben, klinischer
Gesundheitsstatus und Gesundheitskosten nicht ignoriert werden (Mitchell et al. 1998; Mitchell 2008).

Dieses Modell berücksichtigt in einem hohen Maße, dass Qualitätsentwicklung ein kontinuierlicher dynamischer Prozess ist, der
im Verlauf der gesundheitlichen und pflegerischen Versorgung
wechselnde Situationen und Interdependenzen diverser Wirk-
faktoren berücksichtigen muss (Mittnacht 2010, S. 73).

> Qualitätsentwicklung … bedeutet demnach nicht die Beibehaltung
> von bestehenden Strukturen, Prozessen und Institutionen, sondern
> eine permanente Auseinandersetzung mit den sich wandelnden
> Lebenssituationen der hilfe- und pflegebedürftigen Menschen und die
> Weiterentwicklung und Anpassung bestehender sozialer, räumlicher,
> gesellschaftlicher, materieller und institutioneller Umweltbedingungen.

Dieses systemisch-dynamische Modell ist eine wichtige Weiterentwicklung im Vergleich zum dominierenden linearen Modell
von Donabedian. Gleichwohl muss kritisch angemerkt werden,
dass das zugrunde liegende theoretische Modell in der Verbindung zum „Quality Outcome Model" nicht expliziert wurde.
Es wird auch nicht ersichtlich, auf welcher Grundlage die einzelnen Systemkomponenten dieses Modell entwickelt, definiert
und wie zueinander Verhältnis gesetzt wurden. Die Bezüge der
einzelnen Komponenten zueinander werden nicht erklärt. Es fehlt
bspw. auch die Darstellung der gegenseitigen Beeinflussung von
Interventionen und Outcome.
    Des Weiteren sind die einzelnen Elemente des Modells wie
bspw. Element Systeme sowie dessen Unterkomponenten sowie
das Element Ergebnisse, das Element Klient/Individuen, Familie, Community und Interventionen nicht eindeutig definiert
und ihrer gegenseitigen Beeinflussung geklärt. Darüber hinaus sind die einzelnen Begriffe nicht trennscharf voneinander
getrennt und eindeutig definiert. So werden unter die Komponenten Systemcharakteristika bspw. Individuen, Organisation

und Gruppen subsumiert. Diese finden sich aber auch in der Komponente Klient, Individuum, Community wieder. Des Weiteren ist nicht geklärt, ob der Komponente System bspw. ein Verständnis inhärent ist, wie es bspw. in Systemtheorien diverser wissenschaftlicher Fachdisziplinen zu finden ist oder ob System gleichzusetzen ist mit Strukturmerkmalen von Institutionen oder Gesellschaft. Im Falle eines eher systemtheoretischen Verständnisses der Komponente System fehlen in dem Modell nach Mitchell et al. (2004) die Definition der weiteren Komponenten wie sie zum System und im Verhältnis zur Systemkomponente zu verstehen sind.

> Als Zwischenfazit bleibt festzuhalten, dass Mitchell et al. (1998, 2004) im Vergleich zum linearen Modell nach Donabedian einen Fortschritt im Verständnis von Qualität in der Gesundheits- und Pflegeversorgung erreicht haben. Das systemische Element von Qualität und Qualitätserbringung wird deutlicher hervorgehoben. Auch wird erkennbar, dass diverse Elemente Einflüsse aufeinander ausüben und auf diese Weise eine Form von Qualität in der gesundheitlichen und pflegerischen Versorgung erzeugen. Es fehlen jedoch die theoretischen Grundlagen, um die Komponenten und Elemente von Qualität in der Pflege zu definieren und deren Beziehungen zueinander herzustellen.

Auf dieser Grundlage wurde das heuristische Qualitätsmodell entwickelt, das sich auf folgenden Elementen zusammensetzt (Tab. 4.2):

Systematisch entwickelte Kennzeichen/Merkmale pflegerischer Versorgung werden in das heuristische Modell eingeordnet und hinsichtlich der Dimensionen von Qualität überprüft. In diesem heuristischen Qualitätsmodell wird davon ausgegangen, dass dynamische Beziehungen zwischen den einzelnen Bereichen und Ebenen vorhanden sind und diese sich gegenseitig in den Prozessen wie Outcomes beeinflussen. Aus dem Quality Health Modell werden für die **Spalte Ebene** die Kategorien **Systemcharakteristika**

Tab. 4.2 Heuristisches Qualitätsmodell. (Eigene Darstellung)

Bereiche (in denen Interventionen, Leistungen, Maßnahmen durchgeführt und Ergebnisse erreicht werden) – Settings d. Langzeitpflege					Dimensionen Qualität	Anforderungen Kennzeichen/ Merkmale	Anforderungen Kriterien	Anforderungen Indikatoren
Ambulantes Setting	Stationäres Setting	Teilstationäres Setting	Kurzzeitpflege	Palliative Versorgung				
Systembedingte Ebene, z. B. mögliche Merkmale • Zugang zu Pflegeleistungen • Zugang zu ärztlichen Leistungen • Kosten • Finanzierung • …					• Kontinuität • Patientenzentriertheit • Sicherheit • Nachhaltigkeit • Koordination • Rechtzeitigkeit • Effektivität • Effizienz	• Systematisch hergeleitet • Überprüfung d. Dimensionen d. identifizierten Kennzeichen/ Merkmale • Einordnung in die Tabelle	• Beziehen sich auf Kennzeichen/ Merkmale • Systematisch entwickelte Anforderungsniveaus	• Evidenzgestützt • Relevanz • Messbarkeit unter Berücksichtigung der Gütekriterien • Veränderbarkeit durch Verhalten • Durchführbarkeit bzw. Erreichbarkeit • Multidimensionalität • Erwünschte/ Unerwünschte Wirkungen • Risikoadjustierung

(Fortsetzung)

Tab. 4.2 (Fortsetzung)

Bereiche (in denen Interventionen, Leistungen, Maßnahmen durchgeführt und Ergebnisse erreicht werden) – Settings d. Langzeitpflege	Dimensionen Qualität	Anforderungen Kennzeichen/ Merkmale	Anforderungen Kriterien	Anforderungen Indikatoren
Klientenfokussierte Ebene (Pflege-/Hilfsbedürftiger), z. B. mögliche Merkmale • Wohlbefinden • Lebensqualität • Interaktion • Kommunikation • Beratung • …				

(Fortsetzung)

Tab. 4.2 (Fortsetzung)

	Bereiche (in denen Interventionen, Leistungen, Maßnahmen durchgeführt und Ergebnisse erreicht werden) – Settings d. Langzeitpflege	Dimensionen Qualität	Anforderungen Kennzeichen/ Merkmale	Anforderungen Kriterien	Anforderungen Indikatoren
Anbieterfokussierte Ebene, z. B. mögliche Merkmale • Personalqualifikation • Träger • Personalmix • Zufriedenheit der Mitarbeiter • …					
Umweltfokussierte Ebene, z. B. mögliche Merkmale • Hilfsmittel • Formelle/ informelle Beziehungen • …					

und **Klientencharakteristika** übernommen und im Verständnis erweitert. In Erweiterung zum Quality Health Outcomes Modell werden die **Charakteristika der Anbieter (Leistungserbringer)** und **Umwelt** in Anlehnung an Mittnacht (2010) ergänzt. Die **Umwelt** wird demgemäß bestimmt von der sozialen Umwelt (wie formelle und informelle Beziehungsverhältnisse), räumliche und gesellschaftliche Umwelt (z. B. Wohnraumausstattung), materielle Umwelt (z. B. Hilfsmittel) und institutionelle Umwelt (z. B. bestehende Betreuungs- und Versorgungsstrukturen (Mittnacht 2010). Die Charakteristika der Anbieter und die Rahmenbedingungen der Umwelt stellen eine wesentliche Bedingung für die Prozesse und Ergebnisse von Qualität dar. Demgemäß ist es erforderlich, die unterschiedlichen Ebenen und Bereiche miteinander in Verbindung zu bringen, da sie in einer dynamischen Beziehung zueinanderstehen.

In der **Spalte Ebene** werden zunächst die möglichen und beispielhaft genannten Kennzeichen/Merkmale für das System (systembedingte Ebene), die Klienten (klientenfokussierte Ebene, wie Hilfe- und Pflegebedürftiger, Angehöriger) und die Anbieter (anbieterfokussierte Ebene) und die Umwelt (umweltbedingte Ebene) genannt.

- Die **systembedingte** Ebene bezieht sich auf die Rahmenbedingungen und Strukturen der pflegerischen Versorgung, wie bspw. Finanzierung der Leistungen u. ä.
- Die **klientenfokussierte Ebene** stellt die Perspektive der Zielgruppen in den Mittelpunkt, dazu gehören Aspekte wie Wohlbefinden, Lebensqualität usw.
- Die **anbieterfokussierte Ebene** zielt auf die Ebene der Leistungserbringer. Dazu gehören Indikatoren wie Personalmix, Personalqualifikation, Zufriedenheit der Mitarbeiter u. ä.
- Die **umweltfokussierte Ebene** fokussiert das räumliche, soziale, gesellschaftliche und materielle Umfeld wie Hilfsmittel, formelle und informelle Beziehungsverhältnisse u. ä. ab.

Qualität kann in unterschiedlichen **Bereichen** bzw. Settings der pflegerischen und gesundheitlichen und pflegerischen Versorgung adressiert werden (Legido-Quigley et al. 2008). Die Einteilung dieser **Bereiche** orientiert sich an den derzeitigen Settings pflegerischer Versorgung wie ambulante Pflege, stationäre Langzeitpflege, Kurzzeitpflege, teilstationäre Pflege und palliative Pflege.

In der ersten rechten Spalte, die sich der Spalte mit den aufgeführten pflegerischen Bereichen anschließt, werden die Dimensionen der Qualität genannt (Abschn. 2.3), in denen sich die Qualität pflegerischer Versorgung in den Bereichen der Langzeitpflege und auf den unterschiedlichen Ebenen verbessern sollte. Die identifizierten Merkmale/Kennzeichen pflegerischer Versorgung werden hinsichtlich der Dimensionen überprüft und dann in die entsprechenden Spalten und Zeilen eingeordnet (zweite Spalte in der Tabelle).

Die dritte Spalte umfasst die wissenschaftlichen Anforderungen an die Kriterien, die sich auf die jeweiligen identifizierten Kennzeichen/Merkmale beziehen.

In der letzten Spalte werden schließlich die wissenschaftlichen Anforderungen an die Indikatoren in der Qualitätsbeurteilung aufgelistet, die auf der Basis der hergeleiteten Kennzeichen/ Merkmale pflegerischer Versorgung und deren Kriterien entwickelt werden. Bereits vorhandene oder neu zu entwickelnde Indikatoren müssen diesen Anforderungen genügen, um eine systematische Aussage über die Qualität und die Performanz in den Einrichtungen der Langzeitpflege machen zu können. Diese beiden zuletzt genannten Spalten sind für den vorliegenden Bericht nicht von Bedeutung, da die Herleitung von Merkmalen/Kennzeichen der Qualität in der Pflege im Fokus steht.

Die Potenziale des heuristischen Qualitätsmodells sind vielfältig. Es erfüllt die Anforderungen, die Multidimensionalität und Komplexität pflegerischer Versorgung zu berücksichtigen. Es trägt in Rechnung, dass die Erreichung von Ergebnissen in der pflegerischen Versorgung von personalen, soziokulturellen, professionellen, physischen und sozialen Faktoren sowie Art und Dosis der Intervention und Art und zeitlichem Eintritt der Ergebnisse sowie von sich gegenseitig beeinflussenden Systemebenen abhängt. Für jede Systemebene werden darüber hinaus das Setting der Pflege sowie die Dimensionen der Qualität in Bezug zueinander gesetzt. Mit diesem konzeptionellen Bezugsrahmen wird verdeutlicht, dass alle Kennzeichen/Merkmale, Kriterien und Indikatoren pflegerische Versorgung systematische Anforderungen erfüllen und sich aufeinander beziehen müssen. Als heuristisches Qualitätsmodell versucht es bereits die Anforderungen an ein systemisches und dynamisches Qualitätsmodell zu berücksichtigen.

In der praktischen Anwendung ermöglicht das heuristische Qualitätsmodell zunächst eine Zuordnung von Kennzeichen/Merkmalen der Qualität pflegerischer Versorgung in die entsprechenden Ebenen, Settings und Dimensionen. Des Weiteren können darauf aufbauend die entsprechenden Kriterien und Indikatoren entwickelt und/oder analysiert und in der Erfüllung ihrer Anforderungen überprüft werden. Ein weiteres Potenzial dieses Qualitätsmodells liegt darin, dass nach einer Analyse und Zuordnungen von Kennzeichen, Kriterien und Indikatoren Desiderate wichtiger Bereiche offenbart werden. In der Konsequenz können damit Grundlagen für Forschungslücken in der Qualitätsforschung im Bereich der Langzeitpflege transparent gemacht und in der Notwendigkeit weiterer Forschung begründet werden.

Die Begrenzung dieses Modells liegt in der eher pragmatischen bzw. heuristischen Herangehensweise. Es bezieht zwar bereits die systematischen Zusammenhänge von Qualität in der Pflege ein und stellt in Rechnung, dass Qualität nicht linear verläuft. Gleichwohl sind die Zusammenhänge der einzelnen Ebenen zueinander nicht ausreichend theoretisch erklärt. In der vorliegenden Arbeit wird das heuristische Qualitätsmodell auf der Grundlage von systematischen Recherchen zu Theorien und empirischen Erkenntnissen von Qualität sowie Qualitätserbringung in der Pflege und Einbezug von Experten/innen zu einem theoretischen Modell weiterentwickelt, das in einem weiteren noch zu beantragenden Forschungsprojekt (Antragstellung Teil des vorliegenden Vorhabens) getestet werden soll.

Nachfolgend werden die methodische Herangehensweise und diverse theoretische Grundlagen skizziert, die die Basis für das in dieser Arbeit entwickelte theoretische Qualitätsmodell bzw. für den konzeptionellen Bezugsrahmen darstellen.

Literatur

Benes G, Groh P (2011) Grundlagen des Qualitätsmanagements, 1. Aufl. Hanser, München

Donabedian A (1980) Explorations in quality assessments and monitoring. MI, Health Administration Press, Ann Arbor

Elsbernd A et al (2010) Praxisstandards und Qualitätsindikatoren in der Pflege. Qualitätsinstrumente am Beispiel der stationären Altenpflege. Jacobs, Lage

Geraedts M et al (2002) Beurteilung der methodischen Qualität klinischer Messgrößen. Zeitschrift für ärztliche Fortbildung und Qualitätssicherung 96(2):155–172

Hasseler M, Fünfstück M (2012) Die Erstellung und Erprobung von Qualitätsberichten nach § 12 des Landesgesetzes über Wohnformen und Teilhabe (LWTG) in Rheinland-Pfalz. Bericht zur wissenschaftlichen Begleitung. Langversion, Abschlussbericht

Hasseler M, Fünfstück M (2015) Informiert entscheiden. Qualitätsentwicklung und Qualitätsberichterstattung in der stationären Langzeitpflege – Eine Debatte über Anforderungen und Herausforderungen (Teil II). Pflegezeitschrift 68(9):554–559

Hasseler M, Görres S, Fünfstück M (2013) Indikatoren zur Messung von Struktur-, Prozess- und Ergebnisqualität sowie Lebensqualität in der pflegerischen Versorgung. Expertise im Auftrag des GKV-SV (unveröffentlichter Bericht)

Hasseler M, Stemmer R, Weidekamp-Maicher M (2016) Entwicklung eines wissenschaftlich basierten Qualitätsverständnisses für die Pflege- und Lebensqualität. https://www.gkv-spitzenverband.de/media/dokumente/pflegeversicherung/qualitaet_in_der_pflege/wiss_qualitaetsverstaendnis/2016-08-25_Abschlussbericht_wiss_Qualitaetsverstaendnis.pdf

Henkel M (2008) Qualitätsberichte in der stationären Altenpflege. Potenzial und Ausgestaltungsmöglichkeiten. Diplomarbeit. Ruhr-Universität Bochum, Fakultät für Sozialwissenschaften. http://www.careeffects.de/pdf/Qualitaetsberichte_in_der_Altenpflege.pdf. Zugegriffen: 9. Apr. 2010

Legido-Quigley H et al (2008) Assuring the quality of health care in the European Union. A case for action. European observatory on health systems and policies. WHO Regional Office for Europe, Copenhagen

Mainz J (2003) Defining classifying clinical indicators for quality improvement. Int J Qual Health Care 15:6:523–530

Mitchell PH et al (1998) Quality health outcomes model. Image J Nurs Sch 30(1):43–46

Mitchell PH (2008) Chapter I. Defining patient safety and quality care. In: Hughes RB (Hrsg) Patient safety and quality. An Evidence-Based-Handbook für Nursing. S 1-1–1-5

Mitchell PH, Lang NM (2004) Framing the problem of measuring and improving healthcare quality. Med Care 42(2):II-4–II-11

Mittnacht B (2010) Qualitätsentwicklung und Nachhaltigkeit im Kontext häuslicher Pflegearrangements. Entwicklungstrends und Perspektiven. Jacobs, Lage

Nakrem S et al (2009) Nursing sensitive quality indicators for nursing home care: international review of literature, policy and practice. Int J Nurs Stud 46(6):848–857

Seghezzi HD et al (2007) Integriertes Qualitätsmanagement. Der St. Galler Ansatz. Hanser, München

Methodische Herangehensweise

5

Inhaltsverzeichnis

Die in Kap. 3 skizzierte Forschungslage zu einflussnehmenden Faktoren auf die Qualität der Pflege verdeutlicht, dass eine lineare Vorstellung von Struktur-, Prozess- und Ergebnisindikatoren nur schwer haltbar ist, da viele Faktoren in einem Zusammenhang stehen und sich gegenseitig in einer noch nicht ausreichend definierten Art und Weise beeinflussen. Hodgson (2016) empfiehlt, dass zukünftige Forschungen, die Qualität und Outcomes messen wollen, die „Black Box" der organisationellen, kulturellen und versorgungsbasierten Faktoren berücksichtigen sollen, die erklären, wie Maßnahmen und Interventionen die Qualität der Bewohnerergebnisse verbessern. Dafür ist jedoch eine Theorie oder ein theoretisches Modell erforderlich, das diese Zusammenhänge darstellt und zu erklären versucht. Aufgrund der in Abschn. 2.2 und Kap. 3 skizzierten Qualitätsdebatte kann die Entwicklung des theoretischen Modells nicht so weit gehen, dass bestimmte Wirkungen im System zu bestimmten voraussagbaren Ergebnissen führt, so wie es bei Simon (2017) für die Systemtheorie beschrieben wird. Es liegen noch nicht ausreichend wissenschaftliche Untersuchungen darüber vor, die genaue Aussagen über den Einfluss und die Stärke von Systemelementen (wie bspw. Personalschlüssel Träger der Einrichtung, Qualifikation des Personals, Belegung, Pflegegradmix usw.) auf Qualitätsergebnisse machen können. In Abschn. 2.1 wird dargestellt, dass es sich bei dieser Arbeit demzufolge um die Entwicklung eines theoretischen Rahmens bzw. einer angewandten Theorie bzw. Theorie mittlerer Reichweite handeln kann. Das Thema und Anliegen dieser Arbeit legen also nahe, eine Theorie mittlerer Reichweite bzw. eine angewandte Theorie/ein theoretisches Konstrukt zu entwickeln. Es handelt sich hier jedoch um ein pragmatisches Theoriekonzept bzw. um einen theoretischen Ordnungsrahmen, dass das Ziel verfolgt, die Konzepte zu ordnen und die Praxis zu steuern (Schmid 2010; Astleitner 2011).

Gleichwohl können die bisher vorliegenden wissenschaftlichen Erkenntnisse Hinweise über wie wesentlichen Merkmale oder Systemelemente geben, die für die Qualität in der Pflege von Bedeutung sind. Aus diesem Grunde werden ganz im Sinne des klassischen Verständnisses von Theorie (Astleitner 2011) Grundannahmen formuliert, die die Basis der Theorie bilden und miteinander in Beziehung stehen. Diese Annahmen und/oder Begriffe werden auf der Grundlage wissenschaftlicher Erkenntnisse (Abschn. 2.2; Kap. 3) definiert. Für die Beschreibung und Definition der einzelnen Systemmerkmale sowie der Entfaltung des theoretischen Modells ist jedoch von Bedeutung, das Bedingungsgefüge mitzudenken und darzustellen (Simon 2017).

5.1   Situationsanalyse

Zur Umsetzung der von Swanson und Chermack (2013) vorgeschlagenen systematischen Entwicklung einer angewandten Theorie bzw. einer Theorie mittlerer Reichweite (Abschn. 2.1) wird angelehnt an Clarke (2012, S. 121 ff.) eine Theorie bzw.

ein theoretisches Modell auf der Grundlage der Situationsanalyse entwickelt.

Die Situationsanalyse beruht auf der Grounded Theory, wurde jedoch in der methodischen Herangehensweise modifiziert und erweitert. Die Grounded Theory bietet im Sinne der Entwicklung eines theoretischen Bezugsrahmens bzw. einer angewandten Theorie/Theorie mittlerer Reichweite (Abschn. 2.1) Möglichkeiten, Erkenntnisse zu konzeptualisieren. Relevant in der Entwicklung von Konzepten ist, dass diese unabhängig von Zeit, Menschen und Ort und abstrakt sind. Eine Kategorie bzw. ein Konzept werden dabei so lange mit neuen theoretischen Daten und einem ständigen Vergleich mit den inkludierten Daten ausgesetzt, bis eine Datensättigung erreicht ist und das Konzept zunächst vollständig erscheint (Balser 2002).

Aber anders als die Grounded Theory nimmt die Situationsanalyse ausdrücklich die sozialen Werte, die sozialen Handlungen und die Umwelten mit in den Fokus. Dies ermöglicht die „Erforschung neuer sozialer organisatorischer/institutioneller/diskursiver/praktischer Standorte" (Clarke 2012, S. 35). Für diese Arbeit erscheint dieser Ansatz aus diesem Grunde sehr geeignet, da die Entwicklung und die Produktion von Qualität sowohl von handelnden Individuen sowie von Institutionen und anderen Umgebungen abhängig sind. Darüber hinaus ermöglicht dieser Ansatz eine kartografische Darstellung der Situationsanalyse und somit die „Darstellung von sozialen Welten, von Diskursen und Aushandlungsprozessen auf der Mesoebene; und von Maps von Themen und Achsen, die sich auf die Unterschiedlichkeit der Positionierung beziehen" (Clarke 2012, S. 35). Die Situationsanalyse versteht das Ziel nicht darin, substanzielle Theorien zu entwickeln, sondern einen fortlaufenden Prozess der Theorieentwicklung zu initiieren. Für die Situationsanalyse kommen im Grunde alle relevanten Daten infrage (Clarke 2012, S. 23 f.). Das heißt, es können eigene Studien wie auch publizierte Beiträge, gesetzliche Grundlagen und weitere Quellen mehr in die Analyse einbezogen werden.

Diese Herangehensweise erscheint als sehr sinnvoll, da das Thema Qualität in der Pflege, wie Abschn. 2.2 und Kap. 3 zeigen, sich als sehr komplex darstellt. Die Kapitel verdeutlichen

in einem hohen Maße, dass diverse Elemente für das Phänomen „Qualität in der Pflege" von Bedeutung sind. Die Qualität
in der Pflege bzw. pflegerischen Versorgung ist abhängig von
den handelnden Personen sowie von diversen beeinflussenden
Faktoren (Umweltfaktoren, soziale Faktoren, gesellschaftliche
Faktoren usw.). Es bedarf also für die Entwicklung eines theoretischen Modells für das Phänomen Qualität in der Pflege vor
diesem Hintergrund zunächst die Definition und Beschreibung
struktureller Merkmale, um darauf aufbauend das System Qualität in seinen vielfältigen Zusammenhängen beschreiben zu können. In dieser Theorieentwicklung ist auch die Erkenntnis zu
beachten, dass Systeme von Umwelten bestimmt werden. Ein
System muss und kann in Differenz zu Umwelt gesehen werden
(Bergjahns 2011). Für die Thematik Qualität in der Pflege gilt es
demgemäß, die Umwelt zu definieren, die das System „Qualität
in der Pflege" bestimmen lässt. Die Situationsanalyse stellt eine
methodische Herangehensweise dar, die diese Notwendigkeiten
für eine angewandte Theorieentwicklung unter Beachtung aller
Aspekte sehr gut ermöglicht.

Clarke (2012, S. 124) differenziert drei Typen von Situa-
tionsmaps, die die Grundlage der Situationsanalyse darstellen
und im Grunde die erhobenen bzw. zugrunde gelegten Daten
und Quellen strukturieren und in eine Struktur sowie Beziehung
zueinander bringen:

1. „Situations-Maps als Strategien für die Verdeutlichung
   der Elemente in der Situation und zur Erforschung der
   Beziehungen zwischen ihnen;
2. Maps von sozialen Welten/Arenen als Kartografien der kollektiven Verpflichtungen, Beziehungen und Handlungsschauplätze;
3. Positions-Maps als Vermittlungsstrategien zur grafischen Darstellung von in Diskursen zur Sprache gebrachten und nicht
   zur Sprache gebrachten Positionen."

In den nachfolgenden Unterkapiteln werden die Entwicklungen
der Maps entsprechend figuriert, um auf der Grundlage der
Resultate eine Theorie mittlerer Reichweite bzw. einen struktu-
rierten Ordnungsrahmen entwickeln zu können.

5.1.1 Ungeordnete Situationsmap „Qualität in der Pflege"

In diesem Kapitel werden die Erkenntnisse der oben skizzierten Theorie- und Forschungslage zugrunde gelegt (Abschn. 2.2; Kap. 3), um die Situationsanalysen durchzuführen. Die zentralen Fragestellungen für die Analyse der Elemente und der Erstellung der ungeordneten Situations-Maps, die Clarke (2012) folgend **Schritt 1** der Situationsanalyse darstellt, sind wie folgt:

- Wer und was sind die zentralen Elemente für Qualität in der Pflege?
- Welche Gruppen sind in der Erbringung von Qualität in der Pflege vorhanden?
- Welche Umweltfaktoren haben einen Einfluss auf die Qualität in der Pflege?
- Wer sind die relevanten Stakeholder in der pflegerischen Versorgung?
- Welchen Einfluss haben Stakeholder auf die Qualität in der pflegerischen Versorgung?
- Wer ist an der Erbringung der pflegerischen Versorgung beteiligt?

Diese ungeordnete Situations-Map ist in Abb. 5.1 dargestellt. Sie bildet die Grundlage für die geordnete Situations-Map in Abschn. 5.1.2.

5.1.2 Geordnete Situations-Map „Qualität in der Pflege"

In einem zweiten Schritt werden die Ergebnisse der ungeordneten Situations-Map in eine **geordnete Variante der Situations-Maps** (Clarke 2012, S. 128) überführt. Clarke (2012) gibt nicht vor, wie diese Ordnung systematisch oder theoretisch erfolgen kann. Aus diesem Grunde wird für diese Arbeit sich einer konstruktivistischen Herangehensweise bedient. Gemäß den theoretischen

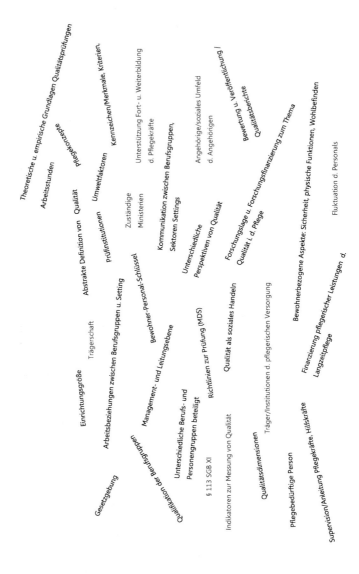

Abb. 5.1 Ungeordnete Situations-Map Qualität in der Langzeitpflege. (Eigene Darstellung)

Grundlagen einer konstruktivistischen Theoriebildung entstehen Strukturen, indem Beobachter die Umwelt durch Unterscheidungen festmachen und damit die Umwelt definieren (Simon 2017). Oder, wie Bergjahns (2011) es beschreibt, liegt die Bedeutung von Realität nicht in der Außenwelt, sondern sie wird vom Beobachter entwickelt. Sie führt ferner aus, dass nichts in der Welt direkten Erkenntnissen zugänglich ist, sondern alles nur aus Sicht eines Beobachters konstruiert wird. Mit anderen Worten: durch die Beobachtung werden die relevanten Unterscheidungen getroffen (Bergjahns 2011, S. 27 ff.). Es gibt demgemäß keine objektive Welt, sondern welche Aspekte und Elemente einer Welt oder eines Systems beobachtet werden, hängen von der Beobachtung, von der Reflexion des Beobachters ab (Bergjahns 2011). Mit der Beschreibung eines theoretischen Modells oder eines Systems ist demzufolge intendiert, die komplexe Realität durch Selektion und Beschreibung von Phänomen oder Merkmalen in eine Ordnung zu bringen (Bergjahns 2011).

Für die zugrunde liegende Arbeit bedeutet diese Erkenntnis, dass die beobachteten Elemente für ein Modell oder eine theoretische Grundlage „Qualität in der Pflege" sich aus der in Abschn. 2.1, 2.2 und Kap. 3 durchgeführten umfassenden Qualitätsdiskussion, aus der wissenschaftlichen Diskussion sowie aus der Darstellung des ungeordneten „Situations-Map" (Abschn. 5.1.1) gespeist werden. Die dort geführte Diskussion vorliegender wissenschaftlicher Erkenntnisse bilden die Grundlage für die beobachteten Elemente.

Die geordnete Situations-Map ergibt sich aus folgender Auflistung, die nachfolgend in den Elementen erläutert wird:

Politische und wirtschaftliche Elemente (Gesetzgebung, Verantwortlichkeiten und Finanzierung der Leistungen)
Zwischen Systemen und Umwelt gibt es gegenseitige Einflüsse und Wirkungen (Bergjahns 2011). Für das Thema „Qualität in der Pflege" ist zu konstatieren, dass diese beeinflussende Umwelt sich zusammensetzt aus: politischer Gesetzgebung, Parlamente des Bundes und der Länder Ministerien des Bundes und der Länder, Kostenträger und Leistungserbringer. Sie entwickeln

und verabschieden die wesentlichen strukturellen und finanziellen Rahmenbedingungen der pflegerischen Versorgung und
Qualitätsmessung. Diese entstehen u. a. durch Verhandlungen
und Einflussnahmen der unterschiedlich beteiligten Institutionen, Stakeholder und Gruppen. Pflegerische Berufsgruppen,
Pflegebedürftige und Angehörigen haben kaum Einfluss auf die
Prozesse der Entscheidungsfindung und sind im Wesentlichen
abhängig von den Wirkungen und Ergebnissen der politischen
und wirtschaftlichen Elemente.

Die Wirkung von politischen und wirtschaftlichen Elementen kann mit „Mechanismen in der Gesellschaft" bezeichnet
werden (Astleitner 2011, S. 73). Die Annahme ist, dass über
Prozesse der Sozialisation Gruppen entwickelt werden. Diese
Sozialisation erfolgt über „die Ausübung von Macht durch Länder, Staaten, Unternehmen usw." und ist an bestimmten Normen
(Gesetzen, Verträge etc.) ausgerichtet. Der „Mechanismus in der
Gesellschaft" übt wahrscheinlich einen erheblichen Einfluss auf
die Qualitätserbringung und die Ergebnisse aus, da bspw. Pflegefachkräfte über das Pflegeberufegesetz durch Inhalte der Ausbildung, in ihrem Selbstverständnis und in der Ausübung von
Rechten und Pflichten bestimmt werden. Als weitere einfluss-
nehmende Elemente dieses Mechanismus sind bspw. die vielen
Reformen des SGB XI und der Sozialgesetzbücher V und IX
insgesamt zu nennen, die im Laufe der Zeit sehr stark die pflegerische Versorgung und die Veränderung der Pflegeberufe zu
verantworten haben. So wurden bspw. im SGB XI Laufe der
Jahre immer mehr betreuende Personengruppen per Gesetzes-
reform eingeführt, die einen Einfluss auf die unterschiedlichen
Aufgaben und Verantwortlichkeiten in der Pflege haben und sehr
wahrscheinlich auch zu einer höheren Fragmentierung in der
pflegerischen Versorgung führen. Auch zu diesem Mechanismus
gilt die Feststellung: die Stärke der Wirkung dieses Mechanismus auf die Qualität der Leistungserbringung kann nicht festgelegt werden. Dieser sollte in zukünftigen Studien erforscht
werden. Als Bestandteile der politischen und wirtschaftlichen
Elemente sind bspw. zu nennen:

- Gesetzgebung (z. B. § 113 SGB XI, Festlegung von Mindeststandards, Förderung des Wettbewerbes, Belohnung oder Bestrafung von Ergebnissen der Qualitätsprüfung, Förderung der Privatisierung, lineares Verständnis von Qualität – Struktur-, Prozess- und Ergebnisqualität)
- Zuständige Ministerien
- Kostenträger
- Leistungserbringer
- Finanzierung der pflegerischen Leistungen

Prüfung und Berichterstattung von Qualität in der Pflege
Die vom Gesetzgeber definierten Institutionen (MDK und Prüfebenen der Länder) führen die Prüfungen durch und wirken dadurch auf die Qualitätserbringung ein. Die Prüfinstrumente basieren auf diversen Qualitätsvorstellungen und auf mehr oder weniger wissenschaftlich differenziert entwickelten Instrumenten. Die Entwicklung der Messinstrumente und Veröffentlichung der Berichte geschieht unter maßgeblicher Steuerung der politischen Entscheidungsträger im Rahmen der Parlamente und der Ministerien sowie der Pflegekassen. Als Bestandteile des Bereiches „Prüfung und Berichterstattung von Qualität in der Pflege" sind bspw. zu nennen:

- Prüfinstitutionen (MDK, Prüfinstitutionen der Länder)
- Bewertung und Berichterstattung durch MDK und Prüfinstitutionen der Länder
- Qualitätsprüfrichtlinien (lineares Verständnis von Qualität – Struktur-, Prozess- und Ergebnisqualität)
- Maßstäbe zur
- Konzepte der Qualitätsprüfung (theoretische und empirische Grundlagen)
- Zugrunde gelegte Messinstrumente

Individuelle menschliche Elemente und Akteure
Unter diesem Punkt werden die pflegebedürftigen Personen, die Angehörigen bzw. das engere soziale Umfeld wie auch die an der Versorgung beteiligten Berufsgruppen subsumiert. Alle diese Gruppen bringen eine Perspektive zu Qualität in der Pflege mit,

die sowohl eine Erwartungshaltung als auch das Handeln prägen. Sie beeinflussen sich gegenseitig mit ihren diversen Perspektiven zu Qualität in der Pflege. Die „Mechanismen der Gruppen" stellen sehr wahrscheinlich ebenso eine relevante Grundlage für die Leistungserbringung dar. Astleitner (2011, S. 73) führt diesbezüglich aus, dass „Gruppen nach ganz bestimmten Regeln funktionieren." Gruppen pflegen bestimmte Sprachgewohnheiten, verwenden bestimme Begriffe und verfolgen als Gruppe bestimmte Ziele. Gruppen stellen soziale Gebilde dar, in denen die Mitglieder Beziehungen miteinander haben, ggf. Interdependenzen ausbilden sowie kooperieren oder auch konkurrieren und sozial-emotionale Beziehungen ausbauen.

Da pflegerische Versorgung in diversen Gruppen stattfindet, werden die Mechanismen innerhalb einer Gruppe und die Mechanismen zwischen den Gruppen in der Institution der stationären Langzeitpflege eine nicht unerhebliche Bedeutung für die Qualitätsentwicklung und -performanz darstellen.

Folgende Gruppen können identifiziert werden:

- Leitungsebene: Heimleitung, Pflegedienstleitung, Wohnbereichsleitung
- Professionelle Pflege
- Hilfskräfte in der Pflege
- Betreuungskräfte in der Pflege
- Hauswirtschaft und soziale Betreuung
- Pflegebedürftige bzw. Heimbewohner/innen
- Angehörige.

Dabei ist zu berücksichtigen, dass innerhalb der Gruppen Konflikte auftreten können, da Gruppenmitglieder unterschiedliche Ziele oder Methoden der Problemlösung verfolgen können. Die Gruppen sind in jedem Fall nicht heterogen, sondern zeichnen sich diverse Merkmale und Interessen aus. Wie jetzt die Gruppendynamik innerhalb einer Gruppe bzw. die Gruppendynamik zwischen den Gruppen sich auf die Qualitätsentwicklung auswirkt, muss in weiteren Studien untersucht werden. Aber es kann bspw. die Annahme formuliert werden, dass kritische Angehörige sich mehr Gehör bei Heimleitung oder Pflegedienstleitung verschaffen und aus diesem Grunde seitens der Heimleitung auf diverse pflegerische Maßnahmen stärker geachtet wird. Diese Maßnahme würde sich wiederum auf die Gruppe der „Pflegefachkräfte" und/oder auf die „Hilfskräfte" auswirken. Die Wirkung könnten positiv oder negativ veränderte Handlungen, Maßnahmen oder Interventionen sein.

- Pflegebedürftige Person (mit Werten und Normen)
- Perspektive von Pflegebedürftigen zu Qualität (mit Werten und Normen)
- Perspektive von Angehörigen zu Qualität (mit Werten und Normen)
- Perspektive Berufsgruppen zu Qualität (mit Werten und Normen)

Wissenschaftlichen Grundlagen zu Qualität in der Pflege
Wissenschaftliche Erkenntnisse zu Qualität in der Pflege haben das Potenzial, die politischen und wirtschaftlichen Elemente zu beeinflussen, sie werden aber auch von diesen beeinflusst, da diese oftmals Aufträge und Projekte (in Deutschland) vergeben, um die eigene Gesetzgebung mit wissenschaftlichen Erkenntnissen zu stützen. Die Frage, ob die wissenschaftlichen Disziplinen unabhängig von der Gesetzgebung und der Finanzierung der beteiligten Kassen an Fragen der Qualität und Qualitätserbringung forschen, ist noch nicht geklärt. Als Bestandteile des Bereiches „Wissenschaftliche Grundlagen zu Qualität in der Pflege" sind bspw. zu nennen:

- (Abstrakte) Definitionen von Qualität
- Qualität als soziales Handeln
- Kennzeichen/Merkmale, Kriterien, Indikatoren von Qualität in der Pflege
- Forschungslage zu Qualität in der Pflege
- Qualitätsdimensionen
- Indikatoren zur Messung von Qualität
- Forschungslage und Forschungsfinanzierung zum Thema Qualität in der Pflege

Einrichtungsbezogene Elemente und Faktoren
Unter diesem Punkt werden alle Elemente subsumiert, die den
Einrichtungen der Leistungserbringung zugeordnet werden können. Bezüglich der einrichtungsbezogenen Umgebungsfaktoren
wird festgehalten, dass die wissenschaftliche Literatur daraufhin
weist, dass ein Fachkraft-Personalschlüssel, das Management, der
Führungsstil, die Unterstützung von Personalentwicklung usw.
Auswirkungen auf die Performanz in der Qualitätserbringung
haben. Auch scheint ein gewisser Skill-Mix für die Entwicklung
von Qualität nicht unerheblich zu sein. Diesbezüglich ist ebenso
festzuhalten, dass die genauen Zusammenhänge noch nicht
angemessen erforscht sind. Gleichwohl kann als eine Grundannahme formuliert werden, dass die Personalzusammensetzung,
die Personalstärke und Bewohner-Personalschlüssel eine Aus-
wirkung auf die Qualitätserbringung haben.
   Als beispielhafte Elemente werden darunter subsumiert:

- Management und Leistungsebene
- Qualifikation der Berufsgruppen
- Unterstützung Personalentwicklung (z. B. Fort- und Weiter-
  bildung des Personals)
- Unterschiedliche an Versorgung beteiligte Berufsgruppen
  (z. B. Personalzusammensetzung, Nutzung von Leiharbeit)
- Fluktuation des Personals
- Bewohner-Personal-Schlüssel (z. B. Personalausstattung, Arbeits-
  stunden Fachkraft)
- Partizipation des Personals in Entscheidungen der Einrichtung
  (z. B. Integration Pflegekräfte in Entscheidungen der Einrichtung
- Pflegekonzepte
- Einrichtungsgröße
- Trägerschaft

Berufsgruppenbezogene Elemente und Faktoren
Es sind diverse Berufsgruppen an der pflegerischen und gesund-
heitlichen Versorgung in stationären Langzeitpflegeeinrichtungen
beteiligt. Die Kooperation und Kommunikation zwischen diesen
Gruppen beeinflussen die Performanz pflegerischer Leistungen.
Darüber hinaus spielt eine Rolle, wie die einzelnen Qualifikationen

sich gegenseitig ergänzen oder behindern sowie wie sie und von wem sie angeleitet und unterstützt werden. Qualität in der pflegerischen Versorgung wird durch Handeln erzeugt, d. h., durch Menschen, die an der pflegerischen Versorgung maßgeblich beteiligt sind. In Anlehnung von Astleitner (2011, S. 69) wird die Grundannahme zugrunde gelegt, dass menschliches Verhalten von Merkmalen oder „Eigenschaften abhängig ist, die in der Persönlichkeit des Menschen liegen, und von Faktoren beeinflusst werden, die durch dessen Kontext, Umgebung oder Situation bedingt sind."

Demgemäß wird folgende Hypothese formuliert, die auf den Erkenntnissen aus Kap. 3 beruht: die Qualifikation des Personals, aber auch das Wirken der Leitungsebenen, beeinflusst die Performanz der Pflegekräfte. Die Stärke der Auswirkungen und die genauen Zusammenhänge sind noch nicht angemessen erforscht.

Diese beiden Annahmen führen zur nächsten These, nämlich, dass „multiplikative oder teilende Verknüpfung von bedingten Einflüssen" vorliegen (Astleitner 2011, S. 71). Aufgrund der in Kap. 3 ausgeführten Erkenntnisse kann davon ausgegangen werden, dass sich bestimmte Faktoren auf die Handlungen in der pflegerischen Leistungserbringung im Sinne einer Erhöhung oder einer Verringerung auswirken. Es kann angenommen werden, dass bspw. eine unterstützende Leistungserbringung oder eine als angenehm empfundene Leistungserbringung sich verstärkend auf die Durchführung fachlich richtiger pflegerischer Leistungen auswirkt. Es kann jedoch noch nicht geklärt werden, wie stark diese additive oder reduzierende Verknüpfung ist. Die Stärke dieser Verknüpfung muss zukünftig noch untersucht werden.

Des Weiteren ist anzunehmen, dass bestimmte Mechanismen, die auf individueller und auf Gruppenebene liegen, die Qualitätserbringung beeinflussen. Die Darstellung der Mechanismen können Astleitner (2011) zur Folge als „Theorien zur Beschreibung und Erklärung von Phänomenen" herangezogen werden.

Astleitner (2011) geht in diesem Kontext zunächst von individuell wirkenden Ebenen aus. Er führt aus, dass auf der Ebene des Subjektes/der Person bestimmte Mechanismen wie Informationsverarbeitung, Motivierung, Emotionalisierung oder Einstellungsbildung und -auswirkungen eine zentrale Rolle spielen. Auf der einen Seite verarbeiten Menschen bestimmte Informationen und Sachverhalte unterschiedlich, sie verfügen über ein unterschiedlich umfangreiches Wissen oder können Probleme unterschiedlich gut lösen. Auf der anderen Seite werden bestimmte Verhaltensweisen durch bestimmte Erwartungen, die von den Personen als Anreize oder Willensprozesse wahrgenommen werden, gesteuert. Mit anderen Worten, Menschen werden durch positive oder negative Gefühle in einem Verhalten gesteuert. Sie „bilden verhaltensrelevante Einstellungen aus, die aus Vorstellungen, Überzeugungen oder Werthaltungen bestehen." (Astleitner 2011, S. 72).

Die für diese Theorieentwicklung relevante Grundannahme lautet vor diesem Hintergrund, dass Pflegekräfte, Gesundheitsberufe, Ärzte und weitere Gruppen mehr bestimmte Überzeugungen und Werthaltungen mitbringen, die aus der Aus-, Fort- und Weiterbildung oder aus persönlichen Überzeugungen resultieren. Diese steuern neben den von außen gesetzten Erwartungen sowie positiven oder negativen Erwartungen, bestimmte Verhaltensweisen in der pflegerischen und gesundheitlichen Leistungserbringung, die zu einem bestimmten Qualitätsergebnis führen. Die Stärke des Einflusses dieser beiden Ebenen (individuelle Ebene und von außen gesetzte Ebene) muss zukünftig untersucht werden.

- Kommunikation zwischen Berufsgruppen in Einrichtungen
- Kommunikation und Arbeitsbeziehungen zwischen Management und Berufsgruppen in den Einrichtungen
- Kommunikation zwischen Berufsgruppen der unterschiedlichen Sektoren und Settings (z. B. Kommunikation zwischen Pflegekräften und niedergelassenen Ärzten, zwischen Pflegekräften in den Einrichtungen und Krankenhäuser etc.)
- Arbeitsbeziehungen zwischen den Berufsgruppen in den Einrichtungen (z. B. Arbeitsklima)
- Qualifikation der Berufsgruppen (z. B. Kompetenzen und Fähigkeiten des Personals)
- Verhältnis Pflegefachkraft zu Hilfskräften
- Autonomie und Selbstbestimmung der Pflegefachkräfte
- Supervision von Fachkräften und Hilfskräften

5.2 Angewandte Theorie „Qualität in der Pflege"

5.2.1 Theoretische Grundlagen für eine „Angewandte Theorie Qualität in der Pflege"

Die Ergebnisse der in Abschn. 5.1 durchgeführten Situations-analyse werden in diesem Kapitel genutzt, um die Theorie „mittlerer Reichweite" für Qualität in der Pflege zu entwickeln. Die Situationsanalyse nach Clarke (2012) sieht vor, dass im letzten Schritt der Theorieentwicklung eine Soziale-Arena/Map bzw. eine Positions-Map basierend auf den Schritten der ungeordneten und ungeordneten Situations-Maps entwickelt wird. Unter Positions-Map versteht Clarke (2012, S. 165), dass diese einen „Großteil der wichtigen, in den Daten ein-genommenen Positionen zu den darin wichtigsten diskursiven Themen" enthält … „In anderen Worten, Positions-Maps sind Analysetools, welche hier auf die diskursiven Materialien angewendet werden", die mittels Forschung oder vorhandener oder diskursiver Prozesse analysiert wurden. In diesem Fall stellen die Kap. 2, 3 und 4 die entsprechenden Resultate der Darstellung und Diskussion der Literatur dar.

Clarke (2012) betont, dass Positions-Maps nicht als Dar-stellung von Individuen oder Gruppen betrachtet werden sol-len, sondern durch Mapping-Prozesse werden soziale Standorte erfasst und dargestellt. Es geht vorwiegend um die Map, auf die Darstellung der sozialen Beziehungen und nicht auf die ört-lich dargestellte Position. Die Autorin plädiert sehr stark dafür, im Forschungsprozess sich nicht von Dualismen oder simpli-fizierten Zusammenhängen, die die Politik sich oftmals wünscht, leiten zu lassen, sondern stattdessen „analytisch auf den Raum zwischen den Akteuren und Positionen zu fokussieren" (Clarke 2012, S. 166). Diese Fokussierung ermögliche reflektiert und analytisch Überlegungen über Komplexitäten, neue oder andere Formen von Beziehungen zu brachten. In diesem Sinne wird Positionalität als emergente Eigenschaft einer Bewegung ver-standen. Der Vorteil einer Sozialen Arena/Positions-Map ist, dass die Positionen von Gruppen oder Beziehungen auf der Grundlage neuer Analysen begründet verändert werden können. Hilfreich für die Entwicklung einer Positions-Map sind zuerst die Durchführung einer relationalen Analyse. Nach Fertigstellung einer geordneten Situations-Map werden Fragen zu den Zusammenhängen der einzelnen Elemente gestellt. Dann werden Beziehungen zwischen diesen Elementen erläutert und die Eigenschaften dieser Verbindungen beschrieben (Clarke 2012).

Als letzten Schritt einer Situationsanalyse und damit der Entwicklung einer datenbasierten Theorieentwicklung führt Clarke (2012) Projekt-Maps an. Diese sind „Maps von bestimmten Projekten," die auf die Schritte der ungeordneten, geordneten Situations-Maps, der relationalen Analyse von Situations-Maps und der Positions-Map basieren können. Sie stellen im Grunde das Endprodukt der datenbasierten Theorieentwicklung dar. Projekt-Maps bieten die Möglichkeiten der relationalen Analyse von den Elementen einer Theorie bzw. von den Sozialen Welten/ Arenen und können zur „Erfassung und Kartierung von Daten, zur Situierung von Personen und Kollektiven, nichtmenschlichen Aktanten, Diskursen, Organisationen und so weiter" dienen (Clarke 2012, S. 180). Eine Projekt-Map kann als Grundlage für weitere analytische Arbeiten dienen und Angaben darüber machen, an welchen Punkten „es sich lohnt, weiterzumachen" (Clarke 2012, S. 181).

Im Sinne einer Formulierung einer angewandten Theorie für Qualität in der Pflege wird die Entwicklung und Darstellung einer Sozialen-Arena/Positions-Map basierend auf den in Abschn. 5.1.1 und 5.1.2 dargestellten ungeordneten sowie geordneten Situations-Maps als angemessen betrachtet. Gleichwohl stellt Clarke (2012) nicht dar, wie die Positionierung der einzelnen Elemente einer Theorie begründet werden können. Dafür werden nachfolgend theoretische Grundlagen herangezogen, um eine fundierte Basis für die Positionierung der relevanten Elemente für Qualität in der Pflege als auch für die Beziehung zwischen diesen Elementen in der relationalen Analyse der Sozialen Welt/Arena/Positions-Map formulieren zu können. Zunächst werden diese theoretischen Grundlagen nachfolgend erläutert, um darauf basierend eine Soziale Welt/ Arena/Positions-Map darzustellen. Es kommen dafür mehrere theoretische Grundlagen infrage, die nachfolgend miteinander kombiniert werden. Es werden nicht theoretische Modelle oder Konstrukte zu Qualität bzw. Qualitätsmessung in der Pflege zugrunde gelegt, da diese alle gewissen Einschränkungen unterliegen.[1] Auf der Basis der in dieser Arbeit durchgeführten Analysen und der von Rudert (2016) erzielten Ergebnisse, werden prozesshaft dynamische und nichtlinear konstruierte Modelle oder Theorien als eine angemessene Grundlage für die Begründung der Positionierung der einzelnen relevanten Elemente für die Qualität in der Pflege betrachtet.

Theoretische Grundlagen für die Begründung der Elemente „Qualität in der Pflege" (auf Grundlage von Abschn. 5.1.1 und 5.1.2)

- Als eine theoretische Grundlage wird der **situative Ansatz aus dem Feld der Organisationstheorie und -praxis** für die Darstellung von Qualität in der Pflege herangezogen. Dieser Ansatz kann sehr gut genutzt werden, um die in der Situationsanalyse entwickelten Elemente der Theorie mittlerer Reichweite in Position zu versetzen und die Beziehungen miteinander und zueinander darzustellen. Aufgrund der komplexen Zusammenhänge, die voraussichtlich die Qualität in der Pflege beeinflussen, kann diese theoretische Grundlage die einzelnen Elemente und Aspekte gut darstellen. Unter „Situation" wird verstanden:

---

[1]Diese Einschränkungen werden sehr gut von Rudert (2016) analysiert. Sie reflektiert kritisch verschiedene Modelle wie bspw. das Dienstleistungsmodell von Parasuraman et al. und von Meyer & Mattmüller, das Kriterienmodell der EFQM, das Beziehungsmodell von Liljander & Strandvik, das Qualitative Zufriedenheitsmodell – QZM von Stauss & Neuhauss, das Prozessmodell der DIN-EN-ISO-9000-Normenreihe, das Modell zur hierarchischen Dimensionierung der Dienstleistungsqualität von Brady & Cronin und das Modell zur Erreichung von Gesamtqualität in NPOs von Matul & Scharitzer. Sie fasst zusammen, dass alle Qualitätsansätze und Modelle „für eine generalistische Nutzung bzw. für die spezielle Nutzung im Dienstleistungsbereich oder Non-Profit-Sektor entwickelt worden" sind (Rudert 2016, S. 221). Eine Anwendung für die stationäre Langzeitpflege wird von Rudert aus diesem Grunde kritisch beurteilt.

…alle unternehmensinternen (zum Beispiel Unternehmensgröße, Produktprogramm, Führungsphilosophie usw.) und unternehmens-externen Einflussgrößen (zum Beispiel Konjunktur, Wettbewerbssituation usw.) zu verstehen, die für die Gestaltung der Organisationsstruktur relevant sind (Vahs 2007, S. 43, 2012, S. 43).

Es handelt sich also um multikausale oder multivariate Ansätze, die versuchen, die diversen Einflussgrößen auf die Organisation und das Handeln der Organisationsmitglieder zu erklären. „Vahs (2007, S. 43, 2012, S. 43) zur Folge, ist die Kernfrage nicht mehr, welcher Faktor die Struktur bestimmt, sondern wie stark der relative Einfluss jedes einzelnen Fak-tors im Vergleich zu den anderen Einflussgrößen ist." Da es sich in dieser Arbeit im eine Theorienentwicklung mittlerer Reichweite sowie einer angewandten Theorie handelt, wird nicht die Stärke der einzelnen Einflussfaktoren bestimmt werden können. Diese Untersuchungen können und soll-ten Gegenstand weiterer Studien sein. Im Mittelpunkt dieser Arbeit steht in Anerkennung des Einflusses diverser Faktoren von Organisationen, Prozessen, Ergebnissen und Individuen sowie Interaktionen auf- und miteinander, dass mithilfe der Situationsanalyse diese Faktoren und Elemente analysiert, dann in eine Positionierung gebracht und die Richtung der Einflüsse bestimmt werden. Auf dieser Grundlage können weitere relevante Forschungsfragen bestimmt werden, um bspw. die Stärke der Einflüsse zu untersuchen.
– Der situative Ansatz geht wie folgt vor:
– Zunächst werden die Organisationsstrukturen beschrieben, die Begriffe definiert, operationalisiert und messbar gemacht
– Es wird eruiert, welche situativen Faktoren oder Einfluss-größen erklärt werden können
– Es wird eruiert, welche Auswirkungen unterschiedliche Situation-Struktur-Konstellationen auf der Verhalten der Mitglieder der Organisation und die Zielerreichung der Organisation haben (Kieser und Ebers 2014, S. 167).
• Für die Einordnung sowie Eingrenzung von Organisations-strukturen können u. a. die Kenntnisse **über Lebens-, Sprach- und Wissensformen** dienlich sein. Die diversen Ebenen in den Organisationen haben eigene unterschiedliche

Lebens-, Sprach- und Wissensformen, die von den einzelnen
Mitgliedern auch genutzt werden (Kirsch et al. 2010). Es ist
demgemäß davon auszugehen, dass in der stationären Langzeitpflege die Heimleitungsebene andere Lebens-, Sprach-
und Wissensformen hat als die Ebene der Pflegekräfte und
diese wieder andere als die Ebene der Betreuungskräfte.
Kirsch et al. (2010, S. 17) definieren „die Gesamtheit all dieser Lebens-, Sprach- und Wissensformen als die „Lebenswelt" dieser Organisation." Die **Lebenswelt** vermittelt den
Mitgliedern Gemeinsamkeiten, spezifische Fähigkeiten, Kompetenzen, Ansichten, Kriterien, Verständlichkeiten, Regeln,
der Normen und Werte, die der Orientierung dienen. In der
Lebenswelt wird das Wissen (implizit und explizit) der Mitglieder. Im Grunde übernimmt die Lebenswelt die Funktion
einer relevanten Ressource.

- Aus der **evolutionären Organisationstheorie** kann nicht
nur der Begriff der „Lebenswelt" entnommen werden, sondern auch der **„institutionellen Ordnung"** (Kirsch et al.
2010, S. 20). Damit sind die unterschiedlichen Normen und
Rollen gemeint, „deren Befolgung in der Organisation von
den Akteuren erwartet wird." (Kirsch et al. 2010, S. 20). Das
Handeln in den Organisationen ist dieser Theorie zur Folge
von den Lebenswelten geprägt und ermöglichen bestimmte
Handlungen, indem routiniert und unreflektiert bestimmte
Rollen und Normen zur Verfügung gestellt werden, sie können aber auch Handlungen einschränken (Kirsch et al.
2010). Diese sind wie in jeder Organisation auch in den Einrichtungen stationärer Langzeitpflege vorhanden. Aufgrund
der hierarchischen Struktur und Geschichte pflegerischer
und gesundheitlicher Berufe ist davon auszugehen, dass auch
abhängig vom Träger der Einrichtung (bspw. kirchlich oder
staatlich geprägt), diverse Normen und Rollen, die in der
jeweiligen Lebenswelt der einzelnen Gruppen und in den Institutionen vorhanden sind, implizit erwartet werden und sich
im pflegerischen Handeln zeigen. Ein einflussnehmender
Aspekt kann die Programmatik darstellen, die in der evolutionären Organisationstheorie angesprochen wird. Kirsch
et al. (2010, S. 21) zur Folge „handelt es sich um jegliche

Art von Zielen, Strategien, oder Plänen, die mit einem gewissen Anforderungscharakter verstehen sind. Je stärker sich diese Programmatiken in den anderen Komponenten der Lebenswelt niederschlagen, desto mehr werden sie n der Organisation auch wirksam." Damit ist gemeint, dass die Programmatiken bspw. in Deutungs- und Bewertungsschemata in der Organisation bzw. in den Lebenswelten diffundieren und diese damit die Handlungen und Entscheidungen der jeweiligen Akteure beeinflussen. Auf die stationäre Langzeitpflege bezogen kann bspw. eine Programmatik eine neue Reform des SGB XI sein, die dann Einfluss haben wird auf die weitere Gestaltung der pflegerischen Versorgung. Als Programmatik kann bspw. auch das Leitbild einer Einrichtung sein, dass mehr oder wenige stark beeinflussend auf die Organisation ist.

- Qualität in der Pflege kann als **komplexes System** verstanden werden, das, dem Begriffsverständnis von Weyer und Schulz-Schaeffer (2009, S. 4) folgend, „aus einer unüberschaubar großen Zahl von Komponenten" besteht, „die auf vielfältige Weise vernetzt sind und Interdependenzen erzeugen". Sie sind häufig undurchschaubar und können auf der Mikro- wie auch Meso- oder Makroebene unterschiedlich komplex und nachvollziehbar sein. Sie können unvorhergesehene Eigendynamiken entwickeln, die durch die Interaktion der Komponenten des Systems erzeugt werden" (Weyer und Schulz-Schaeffer 2009, S. 4). Qualität in der Pflege kann als ein **adaptives komplexes System** eingegrenzt werden (Weyer und Schulz-Schaeffer 2009). Die **Theorie adaptiver Systeme** versucht mit einem Bottom-up-Ansatz die Entstehung sozialer Ordnung „als Resultat lokaler Interaktionen heterogener Agenten zu verstehen, die ausschließlich durch wechselseitige Beobachtung sowie durch Kommunikation und Verhandlung einen wachsenden Bestand von Verhaltensregeln generieren. Diese Theorie geht davon aus, dass eine emergente Ordnung durch parallel operierende und nichtlineare vorhandene und wechselwirkende Agenten entsteht. Agenten können dabei Individuen, Organisationen und andere Gesellschaften sein. Die Ordnung entsteht dadurch, dass sich die Agenten auf den unterschiedlichen Ebenen den Nachbarn anpassen und sich alle wechselseitig beeinflussen.

Das Verhalten ist nichtlinear und damit häufig unvorhersehbar und nicht einfach zu kontrollieren. Adaptive komplexe Systeme sind selbstorganisierend, die Interaktionen der Agenten führen zu kollektiver Informationsverarbeitung und zu einem lernenden System, d. h., die Agenten passen ihre Handlungen auf der Grundlage ihrer Erfahrungen an, die u. a. auf Versuch und Irrtum oder Rückkoppelung, Nachahmung und weitere Verhaltensweisen beruhen (Weyer und Schulz-Schaeffer 2009). Die neu entstandene emergente Ordnung reagiert auf Randbedingungen. Mit anderen Worten, die Agenten, die in einem komplexen System miteinander parallel operieren, treiben durch ihr „Verhalten" den adaptiven Prozess voran. Es entstehen dadurch Verhaltensregeln innerhalb der Agenten und zwischen ihnen, die letztlich abhängig vom Erfolg oder Misserfolg, verstärkt oder abgeschwächt werden. Auf diese Weise passt sich das System an Veränderungen auf den unterschiedlichen Ebenen an (Weyer und Schulz-Schaeffer 2009). Auf die Qualität in der Pflege bezogen kann damit erklärt werden, dass Performanz der Pflegekräfte und weitere beteiligter Berufsgruppen dadurch entsteht, dass Pflegekräfte, Leitungen etc. miteinander interagieren, als Agenten fungieren, sich gegenseitig durch Beobachtung und Kommunikation beeinflussen und auf diese Weise eine Ordnung innerhalb der pflegerischen Versorgung geschieht. Gleichwohl sind die gegenseitigen Einflussnahmen nicht linear, sondern abhängig von den Reaktionen und Verhaltensweisen adaptiv.

- Die komplexe Theorie adaptiver Systeme stellt eine sehr gute Ergänzung zu **Governance-Theorien** dar, da damit anerkannt wird, dass soziale Ordnung nicht nur durch zentralisierte Entscheidungen oder Top-Down-Kontrollen entsteht, sondern auch durch lokale Interaktionen und horizontale Koordination. Damit soll ausgesagt werden, dass Entscheidungen politischer Entscheidungsträgern nicht in jedem Fall und umfänglich das Qualitätsgeschehen beeinflussen können, sondern dass lokale Vorgänge in den diversen Settings und Sektoren die Entwicklung von Qualität beeinflussen. Diese sind den Vorgängen und Gegebenheiten vor Ort geschuldet und können nicht zentral voll umfänglich gesteuert werden.

- Der Entwicklung von Qualität und die Produktion von Qualität liegen Prozesse zugrunde, an denen diverse Gruppen (s. o.) sowie Umweltmerkmale beteiligt sind. Aus diesem Grunde erscheint es sinnvoll, für die Darstellung und Ermöglichung von Qualität in der Langzeitpflege auch von einer **Prozesstheorie** auszugehen. Prozesstheorien beziehen sich auf Prozesse, die von unterschiedlichen Annahmen darüber ausgehen, „wie sich Veränderungen gestalten bzw. zeigen (Astleitner 2011, S. 82). Prozesstheorie beinhaltet die Tatsache, dass bestimmte Dinge, Maßnahme, Interventionen u. ä. geschehen, weil Menschen handeln. Handeln „wird dadurch bestimmt, dass Menschen mit einem Handeln einen subjektiven Sinn" verbinden. Subjektive Bedeutung meint, dass Handlungen einen subjektiven Sinn haben müssen, damit sie in sozialen Gruppen als Handlung in sozialer Interaktion durchgeführt und gegenseitig in der Koordination verstanden werden können (Keller 2012, S. 3).[2] Dieser Aspekt kommt in der Qualitätsdebatte noch zu wenig vor. Die starre Orientierung der linearen Dreiteilung in Struktur-, Prozess- und Ergebnisqualität gibt implizit vor, dass die eine Ebene die andere direkt beeinflusst und zu bestimmten Prozessen und Ergebnissen führt. Diese Linearität mag für technische und automatisierte Automaten, Geräte etc. angemessen sein, um Qualität gut darstellen und messen zu können. Aber abgesehen davon, dass diese lineare Beeinflussung der Qualitätserzeugung in der Form wissenschaftlich noch nicht belegt ist, wird außer Acht gelassen, dass in der pflegerischen Versorgung Menschen an der Produktion von Qualität beteiligt sind, die sich in unterschiedlichen Gruppen bewegen, mit unterschiedlichen Zielen und Methoden operieren und in

---

[2]Grundlage bietet die interpretative Soziologie, die davon ausgeht, dass Menschen sich die Welt deutend und handelnd erschließen (Keller 2012). Handeln und Erfahrungen werden als fortlaufende Prozesse verstanden, die sich gegenseitig beeinflusse. Das menschliche Handeln wird sozial eingebettet. Bei Störungen bzw. Änderungen dieser sozial entwickelten und begründeten Handlungen werden modifizierte Handlungsweisen entwickelt (Keller 2012).

unterschiedlicher Art und Weise von der Umwelt beeinflusst werden. Es steht noch außerhalb der wissenschaftlichen Erkenntnislage, welchen subjektiven Sinn die einzelnen Menschen und Gruppen in der pflegerischen Versorgung mit ihrem Handeln verbinden und von welchen Einflussfaktoren das Handeln abhängig ist (z. B. Ausbildung, Fortbildung, Umweltfaktoren, Berufszugehörigkeit etc.).

- Wenn die Annahme (s. o.) zugrunde gelegt wird, dass Qualität in der pflegerischen Versorgung unter anderem auch wesentlich durch Handeln diverser Gruppen und Individuen und unter Einfluss unterschiedlicher umweltlicher und sozialer Einflussfaktoren geschieht, dann kann Qualität in diesem Kontext im Sinne der interpretativen Soziologie bzw. kulturtheoretisch ausgerichteten Soziologie als ein **kulturelles Phänomen** verstanden werden (Keller 2012). Qualität in der Gesundheits- und Pflegeversorgung kann demgemäß als ein **soziales Phänomen** eingeordnet werden, da er ohne die handelnden Akteure und deren Interpretationen der sozialen Situation nicht entwickelt wird. Qualität wird in einer Gesellschaft und durch eine Gesellschaft hergestellt bzw. konstruiert und steht im engen Verständnis der kulturellen Eigenheiten der jeweiligen Gesellschaft. Die sozialen Akteure spielen dieser soziologischen theoretischen Ausrichtung zur Folge eine große Rolle „bei der Herstellung, Stabilisierung und Veränderung sozialer Phänomene." (Keller 2012, S. 7 f.). Dabei müssen die beteiligten Menschen immer „die Situationen und Beziehungen deuten, in denen sie sich befinden und bewegen, permanent deuten und verstehen, um handeln zu können." (Keller 2012, S. 11). Diese soziologische Annahme ist für die Erzeugung von Qualität in der pflegerischen Versorgung nicht unerheblich, da davon ausgegangen werden muss, dass jede an der Versorgung beteiligte Person in jeder Situation wieder neu über die möglichen Maßnahmen und Interventionen entscheiden muss, ggf. diese abhängig macht von diversen Kontextfaktoren. Es ist demzufolge anzunehmen, dass die Qualität, die die Personen erzeugen, nie ein gleichartiges Ergebnis aufzeigen. Die Qualität wird sehr wahrscheinlich abhängig von bestimmten Kontext- und Deutungsfaktoren

variabel sein. Anders als bspw. in der produzierenden Indus-
trie hängt die Qualität im Ergebnis von den handelnden Personen ab und kann sich durchaus unterschiedlich zeigen.
Das Handeln von Menschen ist eng mit Denkprozessen ver-
flochten (wie Wahrnehmung, Bewusstseinsprozesse etc.).
Kognitive Prozesse und Wahrnehmungen erfolgen parallel
zu Handlungen. Dies impliziert eben auch, dass sich viele
Handlungen durch eine Abfolge von Handlungen und Hand-
lungsexperimenten ereignen. Diese werden dann als Routinen
übernommen, wenn sie sich in der Situation bewähren oder
bei Misserfolg durch andere ersetzt werden. Menschliches
Handeln richtet sich also nach dem Kriterium der „Nützlichkeit" aus (pragmatische Denk- und Handlungsmodell
(Keller 2012, S. 35 ff.). An der pflegerischen Versorgung
beteiligte Menschen werden in dieser sozialen Situation ihr
pflegerischen Handeln durch die Verflochtenheit von Denk-,
Wahrnehmungs- und Handlungsprozessen nach dem Prinzip der „Nützlichkeit" ausrichten. Das Handeln in der Pflege
ist immer sozial eingebettet und besteht aus entsprechenden
Routinehandlungen bzw. Gewohnheiten, die sich in einer
Situation bewährt haben. Das heißt, abhängig davon, wie
nun von Entscheidungsträgern auf der Meso- oder Makroebene die Bedingungen gestaltet werden, können und werden
Handlungen der an der pflegerischen Versorgung beteiligten
Personengruppen sich danach ausrichten. Mit einem praktischen Beispiel: wenn die Gestaltung der Qualitätsprüfung
so ausgerichtet ist, dass bspw. die Qualität der Dokumentation, nicht jedoch die der Prozesse, beurteilt wird, dann werden die beteiligten Berufsgruppen ihre Handlungen danach
ausrichten, eine möglichst den Prüfkriterien entsprechende
Dokumentation zu gestalten. Die von außen gesetzten
Reize werden als Impulse zur ständigen Neusteuerung ent-
sprechender Handlungsprozesse verarbeitet.

- **Pflegerische Versorgung findet in Institutionen** statt. Diese
  haben für die Erzeugung von Handlungen eine hohe Bedeutung.
  Institutionen haben eine Historie und gehen zum Teil aus
  Habituisierungen von Handlungen, d. h. von einer konkre-
  ten Abfolge von menschlichen Handlungen und Interaktionen

aus. So verstanden haben Institutionen auch die Funktion, als eine besondere Form der sozialen Kontrolle des Verhaltens der beteiligten Individuen. Institutionen setzen demzufolge auch bestimmte Kontroll- und Sanktionsmechanismen ein, damit sie ihre Aufgabe der Sicherung von definierten Aufgaben und die zur Verfügungstellung ihrer Wissensvorräte erfüllen können Institutionen strukturieren Deutungs- und Handlungsmuster. Sie „schließen schon durch ihr Vorhandensein, durch die Art und Weise ihrer spezifischen sinnhaften Ordnung von Wirklichkeitsbereichen Alternativen aus" und bauen vor diesem Hintergrund Sanktionspotenziale auf (Keller 2012, S. 218). Im Kontext der Erzeugung von Qualität in der Pflege muss die Frage gestellt werden, welche Bedeutung die Institution der pflegerischen Versorgung für die Erzeugung und Qualität der Pflege bzw. auch auf die Denk-, Wahrnehmungs- und Handlungsprozesse der beteiligten Individuen im Prozess der pflegerischen Versorgung hat. Aus oben skizzierter Diskussion sind einzelnen Hinweise aus der Literatur zu finden, welchen Einfluss die Leistungsebenen bspw. auf Fachkräfte haben. Gleichwohl wurde die Institution der pflegerischen Versorgung diesbezüglich noch nicht hinsichtlich ihres Einflusses auf die Handlungen und Prozesse untersucht.

- Es wurde mehrfach die Annahme formuliert, dass **das Handeln für die Entwicklung und Erzeugung von Qualität** relevant ist. Die Frage ist, woran orientiert sich das Handeln? Ist das Handeln immer rational gesteuert, basierend auf dem neuesten Stand des Wissens? Erfolgt das Handeln unabhängig von den Umweltfaktoren? Die Praxis oder auch die Ergebnisse von Qualitätsprüfungen vor Augen haltend, können diese Fragen eher mit „nein" beantwortet werden. Allein die Tatsache, dass professionelle Pflegekräfte unter „Moral Distress" leiden und oftmals aus diesen Gründen aus dem Beruf ausscheiden (Choe et al. 2017; Wilson 2017; Morley et al. 2017; Asgari et al. 2017), weist darauf hin, dass das Handeln in der direkten pflegerischen Situation sich abhängig von diversen Einflussfaktoren gestaltet. Hilfreich könnte die Konzeption der Selbstregulation menschlichen Verhaltens sein, das auf dem **S(timulus)-O(Organismus)-R(Reaktion)-C(Konsquenzen)**

Modell beruht (Hapken und Schiepek 2010). Es wird unter
anderem in der „horizontalen Verhaltenstherapie" zugrunde
gelegt. Hapken und Schiepek (2010, S. 66) führen dazu die
formulierte Annahme aus, dass „die Auftretenswahrscheinlich-
keit eines bestimmten Verhaltens (hier „Reaktion" genannt)
(…) in zeitlicher Sequenz (horizontal)als eine Funktion aus
auslösenden Ereignissen (Stimuli) und nachfolgenden Konsequenzen gedacht" wird. Neben der Organismus-Komponente
wird auch die psychologische Komponente als relevant
betrachtet, d. h., es finden Wahrnehmungsselektion, Bewer-
tungsprozesse, Attributionsmuster etc. hinzugefügt.[3] Auf
dieser Grundlage wird das Selbstregulationssystems des Handelns wie folgt zusammengefasst:

1. Schritt Selbstbeobachtung (Aufmerksamkeit auf das aktuelle
   Verhalten)
2. Schritt Selbstbewertung (Vergleich des Verhaltens mit
   bestimmten Standards
3. Selbstverstärkung

Diese Form der Selbstregulation findet immer statt, unabhängig von
investierten Anstrengungen oder Leistungen. Selbstregulation wird
in diesem Sinne als eine kognitive Instanz verstanden, die auf der
Grundlage von intern festgelegten Hierarchien von Präferenzen Ent-
scheidungsregeln festlegt (Hapken und Schiepek 2010).

Für die pflegerische Versorgung bedeutet dieses Modell, dass
alle an der Versorgung beteiligten ihr Handeln bzw. ihr Verhalten
auf der Grundlage von bestimmten Stimuli, aber auch unter
Reflexion möglicher Konsequenzen durchführen. Mit anderen
Worten: die Umgebung, die von der Umgebung ausgehenden
Faktoren und wie die Umgebung das Verhalten bzw. das Handeln
quittiert, werden die pflegerische Versorgung gestalten. Wenn
bspw. aufgrund bestimmter geringer Personal-Schlüssel in den
Einrichtungen die Einrichtungsleitungen das Signal geben, dass
sie es wichtiger erachten, sich auf die Durchführung bestimmter

---

[3]Holland (1995) hat dazu eine Adaptationstheorie entwickelt mit der Frage
bzw. Aussage, wie Adaptation Komplexität erzeugt.

Maßnahmen zu fokussieren, die später in der Qualitätsbericht-erstattung berichtet werden, dann wird das Personal sehr wahrscheinlich vor dem Hintergrund knapper Ressourcen sich darauf fokussieren, auch wenn sie erkennen, dass andere Bereiche in der pflegerischen Versorgung auch von großer Relevanz sind.

Zu diesem Modell kommt weiter die Sprache bzw. die Funktion der Sprache hinzu, die das Verhalten und das Handeln steuert. Sprache kann zunächst als Ordnungsparameter verstanden werden. Des Weiteren wird davon ausgegangen, dass Denkprozesse von Sprache beeinflusst werden und dass bestimmte Sprachen sich für bestimmte Zwecke besser eignen (Hapken und Schiepek 2010). Diese Annahme zugrunde legend, kann davon ausgegangen werden, dass nicht unerheblich ist, ob wie die Sprache genutzt wird bzw. ob die Sprache innerhalb von Berufsgruppen eher fachlich oder wissenschaftlich geprägt ist. Des Weiteren kann angenommen, dass die Art und Weise wie in Aus-, Fort- und Weiterbildung, aber auch in den pflegerischen Einrichtungen Sprache genutzt wird, das Verhalten und Handeln beeinflusst. Es ist bspw. nicht unerheblich, ob die Sprache eher hierarchisch oder demokratisch, einfach oder wissenschaftlich geprägt ist. Mit anderen Worten, die Art und Weise, wie Aus-, Fort- und Weiterbildung in den an der Versorgung beteiligten Berufsgruppen sprachlich gestaltet ist und wie in den Einrichtungen stationärer Langzeitpflege Sprache genutzt und kommuniziert wird, beeinflusst das Verhalten und Handeln aller Personen und damit die Prozesse und auch die Ergebnisse pflegerischer Versorgung.

- Aus dem **Human-Relations-Ansatz** kann sehr gut die Bedeutung der **informalen Organisation, der informellen Gruppen** bzw. des Betriebsklimas als einflussnehmend auf die Arbeitsergebnisse begründet werden. Menschen müssen in Organisationen als soziale Wesen und nicht als Quasi-Maschinen betrachtet werden. Als beeinflussende Faktoren auf die Qualitätsergebnisse und Arbeitsleistungen können in diesem Kontext aus dem Human-Relations-Ansatz „das Verhalten des Vorgesetzten, vertrauensvolle Beziehungen innerhalb der Arbeitsgruppe und materielle Anreize" als bedeutsam für diese Thematik betrachtet werden (Vahs 2007, S. 35, 2012, S. 35).

Festzuhalten bleibt, dass Qualität in der pflegerischen Versorgung **ein komplexes System** darstellt, dass **instabil-komplex** ist (Hanken und Schiepek 2010). Die Instabilität besteht u. a. darin, dass Destabilisierungen auf die Institutionen pflegerische Versorgung von außen oder innen zukommen. Diese destabilisierenden Faktoren können veränderte Gesetzgebungen, veränderte Finanzierungsmodalitäten, veränderte Kunden/innenwünsche, Personalmangel, Verfügbarkeit oder Nicht-Verfügbarkeit relevanter Ressourcen usw. darstellen. Komplex-instabile Systeme sind schwer zu steuern und zu managen. Bekannte Systemtheorien wie bspw. die nach Luhmann (komprimiert dargestellt in Bergjahns 2011), können Qualität in der Pflege nicht angemessen darstellen und erklären. Aus diesem Grunde wird eine Theorie der Systemorganisation für die weitere Arbeit zugrunde gelegt. Es geht darum, die Komplexität des Phänomens Qualität in der Pflege zu bewältigen, die Komponenten zu definieren und die Prozesse darzustellen.

- Pflegerische Versorgung findet in Strukturen statt. Diesen entwickeln sich innerhalb von bestimmten Rahmenbedingungen. Theorien aus der **Systemorganisation bzw. aus der Theorie der Strukturation** besagen, dass Strukturen „das Ergebnis nicht beabsichtigter Handlungsfolgen, die wiederkehren, um sich als Bedingungen weiteren Handelns zu manifestieren" zu betrachten sind (Hapken und Schiepeck 2010, S. 596). Die Strukturen sind dabei hilfreich, um „zu klären
  - wer in welcher Weise wer was zu hat und
  - geben Orientierung bei der Verrichtung von Aufgaben und Tätigkeiten" (Hapken und Schiepeck 2010, S. 596).

In diesem Sinne kann man die Strukturen als die Rahmenbedingungen von Handlungen für die handelnden Personen verstehen. Dabei sind die strukturierenden Momente abhängig von der Positionierung der Mitarbeiter/innen (Führungskräfte oder Mitarbeiter/in o. ä.). Die Strukturen geben auf der einen

Seite die Möglichkeiten zu handeln, auf der anderen Seite können diese aber auch eingegrenzt werden. Des Weiteren ist von
entscheidender Bedeutung, wie das Klima in den Institutionen von den einzelnen Mitarbeitern/innen empfunden wird und
wie die strukturellen Kommunikationsabläufe in den Unternehmen geregelt sind. Für die Problemlösungs- und Leistungs-
fähigkeit scheint entscheidend zu sein ob, in welcher Struktur
die Gruppenmitglieder handeln und ob Informationen hierarchisch oder über eher ringförmige Strukturen vermittelt werden
(Hapken und Schiepeck 2010).

Hapken und Schiepeck (2010, S. 600) fassen zusammen:

> Strukturen definieren sich nach Giddens (…) über Regeln und über die
> Verfügbarkeit von Ressourcen, womit sie die Beziehungen zwischen
> den Mitarbeitern und Unternehmensführung stabilisieren. In Regeln
> kondensiert sich das handlungspraktische Wissen von Mitarbeitern
> und Führungskräften, während Ressourcen ihr Handlungsvermögen
> begründen.

Auf die pflegerische Versorgung bezogen bedeuten diese
Erkenntnisse: die pflegerische Versorgung erfolgt innerhalb von
Institutionen. In diesen interagieren unterschiedliche Personengruppen und führen Handlungen durch, die zu entsprechenden
Strukturen führen. Diese Strukturen geben vor, welche Aufgaben
und Verantwortlichkeiten die Personen in der pflegerischen Versorgung haben. Dabei haben Leitungskräfte in der Pflege mehr
Möglichkeiten, strukturierende Elemente vorzugeben als Mit-
arbeiter/innen in den Wohnbereichen. Forschungserkenntnisse
weisen darauf hin, dass Pflegekräfte durch und von den kommunikativen Abläufen in den Institutionen ihr Wohlbefinden
und Handeln abhängig machen (Kap. 3), sodass der Einfluss
der Strukturen und der strukturellen Kommunikationsabläufe
als nicht unerheblich auf das Handeln der an der Versorgung
beteiligten Personengruppen beurteilt werden muss. Pflegerische Berufsgruppen handeln demnach nicht nur aus sich heraus,
sondern immer im Rahmen der Strukturen und der Möglichkeiten innerhalb der Strukturen sowie abhängig von den zur
Verfügung stehenden Ressourcen. Qualität in der Pflege bzw.
Indikatoren in der Qualitätsmessung allein abhängig zu machen

von der Performanz einer einzelnen Berufsgruppe erscheint angesichts dieser Komplexität nicht angemessen. In dem Falle werden viele Faktoren nicht in die Messung einbezogen, was zu entsprechenden verfälschten Ergebnissen oder zu überhöhten Erwartungen an eine einzelne Berufsgruppe führen kann. Des Weiteren werden dann viele mögliche Erkenntnisse vernachlässigt, mit deren Hilfe es denkbar wäre, die Qualität der Versorgung in den unterschiedlichen Bereichen zu verbessern oder zu eruieren, an welcher Stelle Änderungen herbeigeführt werden sollten, um zu den gewünschten Ergebnissen zu gelangen.

Der lineare Ansatz der Qualitätsentwicklung und – sicherung klammert diese Bedingung aus und vernachlässigt so die vielen diversen Einflussfaktoren auf die Prozesse und Ergebnisse der Qualität. Auf diese Weise wird außer Acht gelassen, an welchen Stellschrauben gedreht werden kann, um die Qualität im Sinne der erwünschten Ziele und Outcomes zu verbessern. Des Weiteren wird mit einer linearen Sichtweise die Möglichkeit genommen, eine Analyse der einflussnehmenden Faktoren vorzunehmen. Insbesondere bzgl. des Arbeitsklimas oder der materiellen Anreize die Wirkungen auf die Qualitätserbringungen in der pflegerischen Versorgung wurde bislang wenig Aufmerksamkeit geschenkt. Vahs (2007, S. 36, 2012, S. 36) führt aus, dass die verhaltenstheoretischen Ansätze der Human-Relations-Bewegung „die Wirkung von sozialer Anerkennung und zwischenmenschlichen Beziehungen auf die Arbeitszufriedenheit, die Motivation und die individuelle Arbeitsleistung der Organisationsmitglieder" anerkennt. Hinsichtlich diverser Erkenntnisse, dass Pflegekräfte u. a. auch die Pflegeberufe wegen der geringen Anerkennung ihrer Leistungen verlassen (z. B. André et al. 2014; Zimber 2011; iga Report 17 2011), sollte in Zukunft stärker untersucht werden, welchen Einfluss die gesellschaftliche und innerinstitutionelle Anerkennung der Arbeit auf die Qualität pflegerischer Versorgung hat. In Zukunft gilt es, bedeutsame Verhaltensgrößen wie Motivation, Zufriedenheit, aber auch Betriebsklima, Verhalten der Vorgesetzten etc. und deren Einfluss auf die Performanz der Einrichtungen im Bereich Qualität zu untersuchen.

Zusammenfassend bedeuten diese theoretischen Grundlagen

- Qualität in der Pflege ist als **komplexes System** mit einer unüberschaubar großen Zahl von Komponenten zu verstehen. Mit der Theorie **adaptiver Systeme** kann erklärt werden, wie Ordnung, Strukturen und Handeln in der Entwicklung von Qualität in der Pflege entsteht. Dabei ist das Verhalten v. a. nichtlinear geprägt und häufig unvorhersehbar. Durch Rückkoppelungen von Verhalten und Handeln entsteht emergente Ordnungen in der pflegerischen Versorgung.

- Die Theorie adaptiver Systeme ergänzt mögliche **Governance-Theorieansätze,** die davon ausgehen, dass soziale Ordnung durch zentralisierte Entscheidungen entsteht. Die politischen Entscheidungsträger haben Einfluss auf die Entstehung von Qualität in der Pflege (Governance-Einfluss), aber lokale Vorgänge in den Settings und Sektoren führen zu entsprechenden Entwicklungen von Qualität in der Pflege, die adaptiv entstehen (s. erster Spiegelstrich).

- Qualität in der pflegerischen Versorgung ist ein **instabil-komplexes System.** Die Instabilität besteht u. a in veränderten Gesetzgebungen, veränderten Finanzierungsmodalitäten, Personalsituation etc.

- Diverse Elemente und Faktoren in der Organisation und in der Institution pflegerische Versorgung beeinflussen sich gegenseitig und erzeugen so Qualität. Die Stärke des Einflusses ist noch nicht bekannt.

- Diverse Ebenen in den Organisationen haben unterschiedliche **Lebens-, Sprach- und Wissensformen,** die sich unterscheiden. Die Ebene der Pflegekräfte hat bspw. andere Lebens-, Sprach- und Wissensformen als die Ebene der Betreuungskräfte oder die Managementebene. Es sind Lebenswelten in einer Institution, die das Handeln bestimmen.

- Die **Lebenswelten,** auch in den einzelnen Ebenen, und die Rückkoppelungsmechanismen, die zu **emergenter Ordnung** führen (s. erster Spiegelstrich), beeinflussen das Handeln der teilnehmenden Personen und Gruppen (Prozesstheorie bzw. interpretative Soziologie). Die Entstehung und Entwicklung von Qualität kann nicht linear verstanden werden, da jede am Prozess beteiligte Person oder Gruppe, auch abhängig von Kontextfaktoren und Rückkoppelungen, das Handeln neu interpretiert und reagiert.

- **Institutionen der pflegerischen Versorgung** und der **Entscheidungsträger** haben Einfluss auf das Handeln und das Entstehen emergenter Ordnungen und auf die Prozesse, da sie bestimmte Kontroll- und Sanktionsmuster einsetzen (mögliche Grundlage: **Stimulus-Organisations-Reaktions-Konsequenzen**).
- Die Handlungen und Prozesse führen zu bestimmten Ordnungen und Strukturen. Diese Strukturen determinieren die kommunikativen Abläufe und die möglichen Problemlösungs- und Handlungsmöglichkeiten.

5.2.2 Qualität in der Pflege – eine Theorie mittlerer Reichweite – eine angewandte Theorie

Auf der Grundlage der vorherigen Kapitel wird in diesem Kapitel eine angewandte Theorie bzw. Theorie mittlerer Reichweite konzipiert, die anstrebt, Qualität in der Pflege in den diversen Aspekten, Elementen, Interaktionen und Beziehungen darzustellen. Dabei ist nicht Ziel, die Stärke der Beziehungen darzustellen oder eine Formel zu entwickeln (Abschn. 2.1 und 5.1). Es wird Aufgabe weiterer Studien sein, diese entsprechend zu analysieren und zu untersuchen.

Situations-Map mithilfe von relationalen Analysen und Positions-Map

Basierend auf der in Abschn. 5.1.2 entwickelten geordneten Situations-Map und der in Abschn. 5.2.1 skizzierten theoretischen Grundlagen für die Positionierung und Zusammenhänge der einzelnen Elemente von Qualität in der Pflege wird eine Soziale Welt/Arena/Positions-Map mithilfe von relationalen Analysen, so wie Clarke (2012) sie für die Methode Situationsanalyse beschreibt, erstellt.

In dieser Abb. 5.2 wird in Form einer klassischen Mindjet-darstellung die Beziehungen der einzelnen Elemente, die in Abschn. 5.1.2 als geordnete Situations-Maps entwickelt wurden, in eine relationale Beziehung gestellt. Für die Beziehungsdarstellung der Elemente liegen die Erkenntnisse aus Abschn. 5.2.1 und 5.2.2 zugrunde.

Diese Abb. 5.3 basiert auf die Abb. 5.2. Diese versucht nur sehr viel stärker die fließenden Positionen und gegenseitige Interdependenzen und Einflüsse grafisch ein wenig eindrücklicher darzustellen.

Auf eine Darstellung einer Projekt-Map wird in dieser Arbeit verzichtet, weil Abb. 5.2 und 5.3 sehr gut die Beziehungen der einzelnen relevanten Elemente, die für die Qualität von Pflege in der Langzeitversorgung von Relevanz sind, umfassen. Clarke (2012, S. 177) beschreibt „Projekt-Maps" als Endprodukte der Situationsanalyse, „die auf den drei beschriebenen Arten von Maps und/oder grafischen Darstellungstechniken der traditionellen Grounded Theory beruhen mit ihnen identisch sein können, aber nicht müssen." Die Projekt-Maps sind nicht mehr Teil der Analyse, sondern sind eine Möglichkeit, „bestimmte Aspekte eines spezifischen Problems zu erläutern" (Clarke 2012, S. 177). Da sich mit einer Projekt-Map keine neuen Erkenntnisse zu dieser Thematik ergeben werden, erscheint dieser letzte Schritt als nicht mehr relevant für die Ergebnisse der vorliegenden Arbeit.

Nachfolgend werden kurz die Abb. 5.2 und 5.3 erläutert.

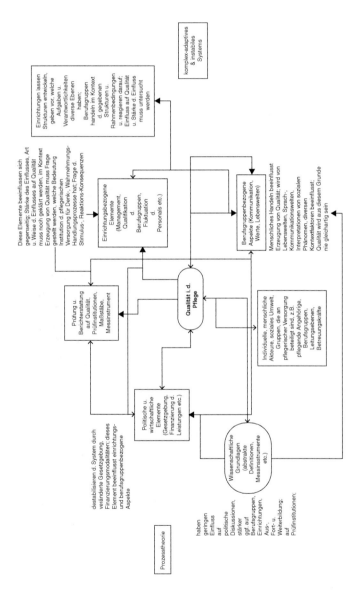

Abb. 5.2 Situationale Analyse auf Grundlage Abschn. 5.1.2, 5.2.1 und 5.2.2. (Eigene Darstellung)

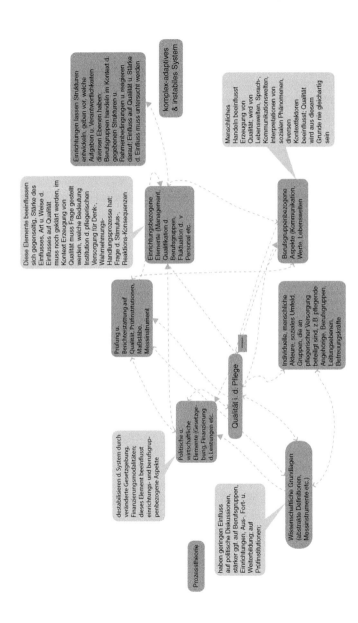

Abb. 5.3 Situationale Analyse als Mindmap. (Eigene Darstellung)

1. Qualität in der Pflege kann als **ein adaptiv-komplexes System** verstanden werden, das aus zahlreichen Komponenten besteht und auf vielfältige Weise vernetzt sind Interdependenzen auf der Mikro-, Meso- und Makroebene erzeugen. Aufgrund dieser Wirkungen entsteht eine Ordnung (Ordnungstheorie) in den diversen Ebenen und Elementen für Qualität in der Pflege. Diese Wirkungen, die die Ordnung entstehen lassen, sind nicht linear. Die Ordnung wird u. a. dadurch geschaffen, dass sich die Elemente in den unterschiedlichen Ebenen anpassen (bspw. durch Interaktion, kollektive oder individuelle Informationsverarbeitung, Nachahmung usw.).

2. Innerhalb des adaptiv-komplexen Systems und aller involvierten Ebenen und Elemente wirkt die **Prozesstheorie**. In allen Ebenen und Elemente sind Menschen beteiligt, die Handlungen mit einem subjektiven Sinn verbinden. Es besteht eine Verflochtenheit von Denk-, Wahrnehmungs- und Handlungsprozessen. Das Handeln wird in solchen Situationen nach dem Prinzip der „Nützlichkeit" ausgerichtet. Qualität in der pflegerischen Versorgung wird u. a. auch wesentlich durch das Handeln diverser umweltlicher und sozialer Faktoren beeinflusst. Qualität in der Pflege hängt von den handelnden Personen, Gruppen und umweltlichen sowie sozialen Einflussfaktoren ab. Die Prozesstheorie ist relevant für jede der analysierten Hauptelemente: Prüfung und Berichterstattung, Wissenschaftliche Grundlagen, Individuelle/menschliche Akteure, berufsgruppenbezogene Aspekte, einrichtungsbezogene Elemente. Mit anderen Worten: jedes dieser für die Qualitätserzeugung relevanten Hauptelemente umfasst wiederum einzelne Bestandteile (z. B. handelnde Personen, die prüfen; handelnde Personen, die leiten; handelnde Personen, die pflegerisch versorgen etc.). Diese einzelnen Bestandteile handeln in sich der Prozesstheorie folgend und beeinflussen somit die anderen Bestandteile in ihrem Element, aber auch die Bestandteile der anderen Elemente. Als Beispiel sei angeführt: die Prüfer einer Prüfinstitution führen die Handlungen nach bestimmten Prozessen in einer pflegerischen Einrichtung durch und wirken damit auf die Prozesse der handelnden Personen in den pflegerischen Einrichtungen. Auf diese Weise wird die Produktion von Qualität beeinflusst.

3. Auf der **Mikroebene** wirken die berufsgruppenbezogenen Elemente (Kommunikation sowie die individuellen und menschlichen Akteure, die an der Versorgung beteiligten Berufsgruppen, pflegende Angehörige etc.). Die berufsgruppenbezogenen Elemente und menschlichen, individuellen Akteure bringen eigene Lebenswelten mit, die geprägt sind von Sprache, Kommunikation, von Informationsverarbeitung, Normen, Werten und von weiteren Aspekten mehr. Die einzelnen Bestandteile der Mikroebene werden jedoch von allen anderen Elementen wie Prüfung/Berichterstattung, einrichtungsbezogene Elemente etc. sowohl in organisatorisch-systemischer wie auch prozessualer Hinsicht beeinflusst.

4. Auf der **Mesoebene** wirken **einrichtungsbezogene Elemente** wie Management, Qualifikation der Berufsgruppen, Qualifikation des Personals etc. haben jeweils einen eigenen Einfluss auf Qualität in der Pflege und beeinflussen sich gegenseitig. Die Interaktionen von diversen Personengruppen, die Wirkung aus der Makroebene (s. Punkt 5) führen zur **Ausbildung von Strukturen,** die die Kommunikation und andere Abläufe sowie Problemlösungs- und Handlungsmöglichkeiten beeinflussen. Innerhalb von Institutionen der Langzeitpflege müssen **diverse Lebenswelten** unterschieden werden (Pflegekräfte, Betreuungskräfte, Leitungsebenen, Pflegebedürftige, pflegende Angehörige), die das Handeln und damit die Performanz in den Einrichtungen bestehen (s. Punkt 3).

5. Stärke und Art des Einflusses auf Qualität in der Pflege und in der gegenseitigen Wirkung aufeinander sollte in weiteren Studien untersucht werden. Auf der **Makroebene** sind politische und wirtschaftliche Elemente zu nennen, die die Gesetzgebung, die Finanzierung der Leistungen u.ä. zu verantworten haben. Diese wirken im Sinne eines **Governance-Einflusses** (zentrale Entscheidungen haben Einfluss auf lokale Vorgänge). Sie sind jedoch nicht allein entscheidend, da Prozesse innerhalb der Elemente, Gruppen und Individuen auf der Mikro- und Mesobene stattfinden. Die politischen und wirtschaftlichen Elemente haben das Potenzial, sich instabilisierend auszuwirken. Mit anderen Worten: Die Politik bzw. der Gesetzgeber, die verantwortlichen Ministerien, Kostenträger und Träger

von Einrichtungen haben einen erheblichen Einfluss darauf, wie die Qualität in der pflegerischen Versorgung erfolgt. Sie ist nicht allein abhängig von einzelnen agierenden Personen. Jede gesetzliche Änderung oder jede Änderung in der Finanzierung der Leistungen wird zu Änderungen im pflegerischen Handeln und damit in der Qualitätserzeugung führen. Der Gesetzgeber sollte sich vor jeder neuen Reform fragen, welche Änderungen damit erzeugt werden und welche Konsequenzen daraus entstehen werden. Der Makroebene werden auch die **wissenschaftlichen Grundlagen** als weiteres Element zur Entwicklung von Qualität in der Pflege zugeordnet. Diese werden idealerweise an Universitäten und Hochschulen entwickelt, hängen aber auch von dem bereits vorhandenen Wissen, von den Entscheidungsträgern in den politischen und wirtschaftlichen Institutionen, von finanziellen Rahmenbedingungen u. a. ab. Die wissenschaftlichen Grundlagen wirken mit einem geringen Einfluss auf die politischen und wirtschaftlichen Entscheidungsträger, auf die Aus-, Fort- und Weiterbildung, auf die Institutionen der Landzeitpflege und auf die Prüfinstitutionen für Qualität in der Pflege. So können neueste wissenschaftliche Kenntnisse in Aus-, Fort- und Weiterbildung oder in die Entwicklung von Messinstrumenten aufgenommen werden. Die **Prüfinstitutionen** werden ebenso der Makroebene zugeordnet. Sie werden abhängig von politischen Entscheidungsträgern mit unterschiedlichen Befugnissen ausgestattet. Die Ergebnisse der Prüfungen haben Auswirkungen auf die Einrichtungen, sie beeinflussen aber auch in einem hohen Maße das Handeln der Berufsgruppen und Leitungsebenen in den Einrichtungen. Durch Beratung oder Publikation neuer Erkenntnissen haben die wissenschaftlichen Grundlagen einen Einfluss auf die Prüfinstitutionen. Die Stärke und das Ausmaß des Einflusses müssen in weiteren Studien untersucht werden.

6. Die **Entwicklung von Indikatoren** findet erst dann statt, wenn mehr Kenntnisse über die Einflüsse, Stärke und Interdependenzen von einzelnen Faktoren und Elementen vorliegen, die für die Performanz der Einrichtungen und der Entwicklung von Qualität von Bedeutung sind. Die Indikatoren können auch

nur in **Anerkennung der Prozess und system-instabilen Organisationstheorien** entwickelt werden, da nicht von einer linearen Entwicklung von Struktur-, Prozess- und Ergebnisqualität ausgegangen werden kann. In jedem Fall müssen die Indikatoren die wissenschaftlichen Anforderungen, so wie sie in Abschn. 2.2.1 erläutert werden, erfüllen. Vor der systematischen Entwicklung der Indikatoren sollten jedoch die Merkmale und Kriterien sowie Qualitätsdimensionen definiert werden, die als relevant für die Qualitätsmessung und -darstellung des Phänomens „Pflege" betrachtet werden, eingegrenzt werden. Erst auf diesen Grundlagen lassen sich angemessene und sinnvolle Indikatoren entwickeln und einsetzen.

Literatur

André B et al (2014) The impact of work culture on quality of care in nursing homes – review study. Scand J Caring Sci 28(3):449–457

Asgari S. et al (2017) Relationship between moral distress and ethical climate with job satisfaction in nurses. Nurs Ethics 2017

Astleitner H (2011) Theorienentwicklung für SozialwissenschaftlerInnen. Böhlau UTB, Köln

Balser BG (2002) Conceptualization and theorizing grounded theory. Int J Qual Methods 1(2):23–39

Bergjahns M (2011) Luhmann leicht gemacht, 3. Aufl. Böhlau UTB, Köln

Choe K et al (2017) Barriers to ethical nursing practice for older adults in long-term care facilities. J Clin Nurs 27(5–6):1063–107

Clarke AE (2012) Situationsanalyse. Grounded Theory nach dem Postmodern Turn. Springer VS, Wiesbaden

Hapken H, Schiepek G (2010) Synergetik in der Psychologie. Selbstorganisation verstehen und gestalten. 2., korrigierte Aufl. Hogrefe, Göttingen

Hodgson NA (2016) Do interventions with staff in long-term residential facilities improve quality of care or quality of life with dementia? A systematic review of the evidence. Int Psychogeriatr 28(12):1935–1936

Holland JH (1995) Hidden order. How adaptation builds complexity. Perseus Books, Cambridge

Iga.report 17 (2011) Mein nächster Beruf – Personalentwicklung für Berufe mit begrenzter Tätigkeitsdauer. Teil I: Modellprojekte in der stationären Krankenpflege. Überarbeitete und ergänzte Auflage. Berlin

Keller R (2012) Das interpretative Paradigma. Springer VS, Wiesbaden

Kieser A, Ebers M (Hrsg) (2014) Organisationstheorien. 7., aktualisierte u. überarbeitete Aufl. Kohlhammer, Stuttgart

Kirsch W, Seidl D, van Aaken D (2010) Evolutionäre Organisationstheorie. Schaeffer-Poeschel, Stuttgart

Morley G et al (2017) What is moral distress? A narrative synthesis of the literature. Nurs Ethics 2017

Rudert B (2016) Das Dilemma von Struktur-, Prozess- und Ergebnisqualität. Ansätze für ein erneuertes Qualitätsmodell in der stationären Altenpflege. Verlag Dr. Kovac, Hamburg

Schmid M (2010) Theorien mittlerer Reichweite. Berlin J Soziol 20:383–400

Simon FB (2017) Einführung in Systemtheorie und Konstruktivismus, 8. Aufl. Carl-Auer, Heidelberg

Swanson RA, Chermack TJ (2013) Theory building in applied sciences. Berrett-Koehler Publishers, San Francisco

Vahs D (2007) Organisation. Einführung in die Organisationstheorie und -praxis. 6., überarbeitete Aufl. Schäffer-Poeschel, Stuttgart

Vahs D (2012) Organisation. Ein Lehr- und Managementbuch. 8., Aufl. Schäffer-Poeschel, Stuttgart

Weyer J, Schulz-Schaeffer I (2009) Management komplexer Systeme. Konzepte für die Bewältigung von Intransparenz, Unsicherheit und Chaos. Oldenbourg Wissenschaftsverlag, München

Wilson MA (2017) Analysis and evaluation of the moral distress theory. Nurs Forum. 2017 Oct 16. https://doi.org/10.1111/nuf.12241

Zimber A (2011) Belastungen, Ressourcen und Beanspruchung in der Altenpflege. In: Haberstroh J, Pantel J (Hrsg) Demenz psychosozial behandeln. Aka, Heidelberg, S 305–317

Zusammenfassendes Fazit und Ausblick 6

In Kap. 1 werden Hintergrund und Ziel der Arbeit beschrieben. Problemhintergrund dieses Beitrages ist die bislang dominierende lineare Beurteilung und Messung von Qualität in der Pflege, die immer noch dem von Donabedian geprägten Ansatz der Struktur-, Prozess- und Ergebnisqualität folgt. Die internationale Literaturlage zeigt jedoch sehr deutlich auf, dass diese Herangehensweise nicht mehr den neuesten Kenntnissen folgt und ein systemisch-dynamischer Ansatz den Anforderungen einer umfassenden Qualitätsmessung und -prüfung sehr viel angemessener entspricht.

Kap. 2 dient der Erläuterung theoretisch relevanter Begriffe wie „Theorie", „Qualität", „Qualitätsindikator" etc. Es wird herausgearbeitet, dass das Ziel dieser Arbeit die Entwicklung einer „angewandten Theorie" bzw. „Theorie mittlerer Reichweite" bzw. eines „theoretischen Bezugsrahmens" ist. Es ist intendiert, Konzepte und Konstrukte in Relation zueinander zu setzen, um Qualität in der Pflege erklären zu können. Des Weiteren werden die Begriffe „Qualität in der Pflege", „Qualitätsindikator", „pflegesensitive Indikatoren", „Qualitätsdimensionen" diskutiert und Vorschläge zur Definition und zum Verständnis gemacht.

Aus Kap. 3 ist zusammenfassend die Erkenntnis zu ziehen, dass diverse Ebenen und Elemente die Qualität in der Pflege (die Performanz der Einrichtungen) beeinflussen. Es liegen jedoch noch keine Erkenntnisse darüber vor, wie und in welcher Stärke

© Springer-Verlag GmbH Deutschland, ein Teil von Springer Nature 2019
M. Hasseler, *Qualitätsmessung in der Pflege*,
https://doi.org/10.1007/978-3-662-58022-6_6

und in welchem Ausmaß die einzelnen analysierten Bereiche und Elemente die Qualität der pflegerischen Versorgung beeinflussen. Diesbezüglich erscheint es dringlich, weitere Studien im deutschsprachigen Raum durchzuführen.

In Kap. 4 werden Vorarbeiten der Autorin erläutert. Insbesondere wird das heuristische Qualitätsmodell wie auch die Dreiteilung von Kennzeichen/Merkmale, Kriterien und Indikatoren vorgestellt. Das heuristische Qualitätsmodell bildet eine erste Grundlage, die Entstehung von Qualität umfassender und systemischer zu verstehen als bisher in Deutschland umgesetzt. Des Weiteren wird deutlich, dass nur dann angemessen Indikatoren entwickelt werden können, wenn zuvor die relevanten Merkmale/Kennzeichen und Kriterien des Phänomens Pflege bestimmt werden.

In Kap. 5 wird mithilfe der Situationsanalyse von Clarke (2012) und basierend auf diversen System-/Organisations-/Prozesstheorien eine angewandte Theorie bzw. eine Theorie mittlerer Reichweite für Qualität in der Pflege entwickelt. Qualität in der Pflege wird als ein komplexes-adaptives und instabiles System verstanden. Es werden diverse Elemente von Qualität in der Pflege analysiert, deren einzelnen Bestandteile untereinander, aber auch mit den einzelnen Bestandteilen anderer Elemente, interagieren. Aufgrund dieser Interdependenzen entstehen nicht-lineare Wirkungen, die alle einen Einfluss auf Qualität in der Pflege haben. Zukünftig sind nicht nur Studien erforderlich, die die Relevanz der in dieser Arbeit entwickelten angewandten Theorie untersuchen, sondern auch die zahlreichen Interdependenzen der Elemente und Einzelbestandteile. Eine erste Aufgabe wird sein, das in dieser Arbeit entwickelte theoretische Konstrukt hinsichtlich der in Abschn. 2.1 aufgelisteten Kriterien zu überprüfen und zu überarbeiten. Danach folgen die Schritte Überprüfung der Theorie bzw. der einzelnen Elemente der Theorie.

Insgesamt wird deutlich, dass ein lineares und eindimensionales Verständnis von Qualität in der Pflege im Sinne der Struktur-, Prozess- und Ergebnisqualität nicht haltbar ist. Es werden weitere Studien erforderlich sein, wenn sinnvolle Indikatoren die Qualität der Pflege darstellen sollen.

Abschließend bleibt festzuhalten, dass das Ziel dieser Arbeit, einen Erklärungsrahmen für Qualität in der Pflege und eine angewandte Theorie im Sinne einer Analyse und „Inbeziehungsetzung" von relevanten Elementen von Qualität in der Pflege zu entwickeln, erreicht wird. Zahlreiche Fragen zur Entstehung, zu den Prozessen und Ergebnissen von Qualität in der Pflege und interagierenden und sich gegenseitig beeinflussen Faktoren werden offenbart, die zukünftig in weiteren Forschungsprojekten untersucht werden sollten.

Dieses theoretische Modell bzw. diese Theorie/dieser Ordnungsrahmen ist jedoch als eine Theorie/als Konstrukt in einer ersten Version zu verstehen. Sie wurde auf der Grundlage von Literatur- und Theorieauswertungen entwickelt. Die nächsten Schritte werden sein, einzelne Aspekte der Theorie bzw. die Theorie in mehreren Studien zu überprüfen.

Als weitere zukünftige Anforderungen bleiben in Anlehnung an Rudert (2016):

1. Bereiche bestimmen, die gemessen werden sollen
2. Prioritäten in der Messung bestimmen
3. Angemessene Herangehensweise für die Messung wählen
4. Kriterien, Merkmale und Indikatoren von Qualität in der Langzeitpflege entwickeln und testen
5. Zeitpunkt der Messung wählen
6. Wählen, wann gemessen werden sollen
7. Ein Monitoringsystem entwickeln (Rudert 2016).

Literatur

Clarke AE (2012) Situationsanalyse. Grounded Theory nach dem Postmodern Turn. Springer VS, Wiesbaden

Rudert, B. (2016) Das Dilemma von Struktur-, Prozess- und Ergebnisqualität. Ansätze für ein erneuertes Qualitätsmodell in der stationären Altenpflege. Kovač, Hamburg

Printed by Printforce, the Netherlands